人間と
生活・社会

メヂカルフレンド社

目次

第1章 人間の理解 ... 5

1 人間とは何か ... 6
❶人間の定義 ... 6
❷「私」「自己」とは何か ... 6

2 人間の心とその働き―基礎心理学 ... 8
❶感覚→知覚→認知 ... 8
❷感情 ... 8
❸学習 ... 12

3 パーソナリティ(人格・性格)の理解 ... 14
❶類型論 ... 14
❷特性論 ... 15

4 心の発達とアイデンティティ ... 16
❶愛着(アタッチメント)理論 ... 16
❷ピアジェの発達理論 ... 17
❸エリクソンのライフサイクル理論 ... 17

5 社会における個人 ... 20
❶カントの人格主義と「自由」 ... 20
❷社会における個人のあり方 ... 20

6 多様性と共通性 ... 22
❶社会で生きていくために必要な資質・能力(共通性の確保) ... 22
❷多様性への対応 ... 23
章末問題 ... 26

第2章 地球環境問題とSDGs ... 27

1 地球環境問題 ... 28
❶環境倫理とは ... 28
❷環境倫理の3原則 ... 30
❸環境問題に対する国際社会の取り組み ... 31

2 SDGs―持続可能な開発目標 ... 34
❶SDGsの概要 ... 34
❷医療および福祉とSDGs ... 37
❸看護とSDGs ... 38
章末問題 ... 40

第3章 宗教と文化 ... 41

1 世界の主な宗教 ... 42
❶宗教の分布 ... 42
❷宗教人口の割合 ... 42
❸宗教の分類 ... 43

2 キリスト教 ... 44
❶ユダヤ教 ... 44
❷キリスト教 ... 46

3

3 イスラーム ────────────────── 48

4 仏教 ──────────────────────── 52
- ❶古代インド思想 ──────────── 52
- ❷仏教 ────────────────────── 55

章末問題 ──────────────────── 58

第4章 民主主義と法の役割 ── **59**

1 民主主義と法の支配 ──────── 60
- ❶民主主義 ──────────────── 60
- ❷法の支配 ──────────────── 61

2 日本国憲法の基本原理 ────── 63
- ❶大日本帝国憲法から日本国憲法へ ── 63
- ❷日本国憲法の三大基本原理 ──── 63
- ❸日本国憲法の最高法規性 ───── 65
- ❹基本的人権の保障 ────────── 66

3 三権分立と国会, 内閣, 裁判所の役割 ── 72
- ❶国会 ────────────────── 72
- ❷内閣 ────────────────── 76
- ❸裁判所 ─────────────────── 78

4 市民生活と法 ───────────── 81
- ❶私法 ────────────────── 81
- ❷民法と契約 ──────────────── 83

章末問題 ──────────────────── 86

第5章 経済活動 ───────────── **87**

1 市場経済のしくみ ─────────── 88
- ❶市場経済とは ──────────── 88
- ❷市場経済における政府の役割 ─── 90
- ❸経済指標 ─────────────── 92

2 金融経済のしくみ ─────────── 97
- ❶金融経済とは ──────────── 97
- ❷貨幣と通貨の役割 ──────── 101
- ❸中央銀行と金融政策 ─────── 102

3 財政と社会資源 ─────────── 106
- ❶財政 ────────────────── 106
- ❷社会資源 ─────────────── 110

章末問題 ─────────────────── 113

章末問題解答 ──────────────── 114
索引 ──────────────────────── 115

第 1 章

人 間 の 理 解

　人間は1人では生きられない。他者と関係し，社会の一員として生活する存在である。社会とは切っても切れない存在である人間が，自ら社会と積極的にかかわるためには，まず人間そのものへの深い理解がなくてはならない。

　この章では，「人間とは何か」という素朴かつ深淵な問いに，倫理学や心理学の側面からアプローチする。

1 人間とは何か

① 人間の定義

人間の定義として，特によく知られているのが表1-1の定義である。このうち最も代表的で，生物学上の分類にも使われているのが**ホモ・サピエンス**（英知人）である。この説は，人間が「考える能力」である理性をもち，それによって言語を使用し，複雑な思考や推論を行うことができる点に人間としての特質があるとした。

② 「私」「自己」とは何か

人間の特質である「理性」「考える力」は，**「私」「自己」**にも向けられる。「他の人間ではない『私』とは何か」「他者とは異なる『自己』とはどのような存在なのか」——この問いに答えることは容易ではない。年齢的成長，精神的成長や環境の変化のなかで，生涯を通じ，常に自ら進んで問い続けるべき課題である。

① ラカンの唱える「自己」

フランスの精神分析家**ラカン***は，この「自己」への問いを玉ねぎにたとえ，「自己とは何かを掘り下げようとしても，これといった核を見いだせず，無で終わる。それは，玉ねぎの皮をどんどんむいていっても，何も残らないのと同じである」とした。

ラカンのこのような主張には，「自分のなかには終生不変の根源的で確固たる『自己』や『自我』が存在するはずだ」という批判もある。これに対しラカンは，「『自己』とは自らを掘り進めた先にあるのではなく，むいた玉ねぎの皮の集合体である」と述べている。むいた皮一

> ***ラカン**（Jacques-Marie-Émile Lacan, 1901-81）
> フランスの精神科医，精神分析家，哲学者。著書『〈わたし〉の機能を形成するものとしての鏡像段階』において唱えた「鏡像段階論」（人は生後6〜18か月の間に鏡に映った「自分」に気づき，その自分の像をもとにして「自我」を形づくっていく，とする説）で有名。

> ***リンネ**（Carl von Linné, 1707-78）
> スウェーデンの生物学者。著書『自然の体系』において，生物の体系的分類法を示した。

> ***ベルクソン**（Henri Bergson, 1859-1941）
> フランスの哲学者。著書『創造的進化』において，人間の知性の本質は創造性にあるとした。

> ***ホイジンガ**（Johan Huizinga, 1872-1945）
> オランダの歴史家。インド古代史や中世史研究で知られ，著書『ホモ・ルーデンス』において，人類の文化に遍在する「遊び」により人間の本質を規定した。

> ***フランクル**（Viktor Emil Frankl, 1905-97）
> オーストリアの精神科医。ナチスによる強制収容所を経験した。主著『苦悩する人間』。

表1-1 **人間の定義**

学名・定義	意味	提唱者	人間の特質・本質
ホモ・サピエンス （Homo sapiens）	知恵ある人・英知人	**リンネ***	理性・考える力
ホモ・ファーベル （Homo faber）	工作人	**ベルクソン***	創造性
ホモ・ルーデンス （Homo ludens）	遊戯人	**ホイジンガ***	自由な精神に基づく「遊び」
ホモ・パティエンス （Homo patience）	苦悩人	**フランクル***	苦悩する力

つ一つが「自己」を形づくる一部分であり，たとえば「出会ってきた他者との関係」や「現在暮らす社会における役割」，「生きてきた文化」や「培われてきた価値観」などの一つ一つの要素によって「自己」が形づくられるとした。

② 自己と自己同一性

「自己」を，自分のなかにある不変のものととらえるか，玉ねぎの皮のような総体ととらえるかは，人により考え方が異なる。しかし，どちらの場合も，他者と異なる存在としての「私」「自己」を明確に認識できる感覚，すなわち**自己同一性（アイデンティティ）**こそ，「人間とは何か」の一つの答えであるといえよう。

人生のなかで，青年期という一時期に「自己」と真摯に向き合うことは，人間の発達においてとても重要である。そして，厳然と存在する「自己」とは何かを問い続ける姿勢もまた，流れの速い時代のなかで生きていくために欠かすことのできない営みである。

コラム　アリストテレス～「ポリス的（社会的）動物である人間」にとって大切なものとは

ラカンは，人が自己を認識するためには他者が必要であるとしたが，それより約2200年前，古代ギリシャの哲学者**アリストテレス***は「**人間は，ポリス的（社会的）動物である**」として，人間は他者と共に生きて初めて「人間」となり得ること，人間は他者と共に生きる本性を自然にもっていることを説いた。

アリストテレスは，ポリス的（社会的）動物である人間にとって「**幸福**」が人生で目指す最終目標であるとし，共同体で生活するうえで欠かせないものとして正義（共に生きるためのルール）の必要性を唱えた。そして，「幸福に生きるためにはどうしたら良いか」を考え抜き，「**友愛（フィリア）**が必要である」とした。

アリストテレスは，友愛には①有用的愛（役に立つから愛する），②快楽的友愛（共にいると楽しいから愛する），③人柄的友愛（その人の人柄を愛する）の3種類があり，最も大切なのが人柄的友愛で，それがあれば正義をことさらに必要としないとした。たとえば大部屋の病室で，患者どうしの気持ちの通い合いがなければ，「9時までには消灯する」「テレビは必ずイヤホンで視聴する」といったルール（正義）が必須であるが，仲が良ければ多少の音は快く受け入れられる，といったことが起こるのは，その例であろう。

アリストテレスは友愛について，一方通行ではなく，人と人との相互関係で初めて成り立つものであり，人柄的友愛が育つには親密さと時間が必要であるとした。また，有用性や快楽に基づく友愛を決して否定はせず，それらのバランスを取りながら人間関係をはぐくんでいくことが，充実した人生につながると説いている。

*アリストテレス（Aristoteles, 前384-前322）
古代ギリシャの哲学者。プラトンの弟子であり，ソクラテス，プラトンとともに，西洋最大の哲学者の一人とされる。倫理学，政治学，自然学などの学問を分類，体系化したことから「万学の祖」ともよばれる。主著は『ニコマコス倫理学』。

2 人間の心とその働き—基礎心理学

> **Point**
> ●基礎心理学
> 心理学は「心の科学」ともいわれ、人間の心のメカニズムを科学的に解明しようとする学問である。このうち基礎心理学は、すべての人間がもつ心のしくみを解明するもので、認知心理学、学習心理学、発達心理学、人格（パーソナリティ）心理学、行動心理学などに分類される。

理性は人間の特質であり、ヒトをヒトたらしめている特徴であるが、人間のすべてではない。私たちは、考える前にまず、物事や状況から刺激を感じ取り、認識し、何らかの感情を抱く。「認知」および「感情」といった感覚や心の働きもまた、人間がもつ大切な力である。

① 感覚→知覚→認知

私たちは生活のなかで、特に意識せず「見る」「聞く」「触れる」といった活動をしている。五感（視覚・聴覚・嗅覚・触覚・味覚）など、**感覚受容器**を通じて外界からの刺激を感受する過程を**感覚**という。そして受けた刺激を感覚として自覚し、その情報を意味づけする活動および機能を**知覚**という。そして、知覚した情報をもとに行動へと変換するうえで、情報を判断し解釈をする過程を**認知**という。図1-1は、目の前にあるものを「リンゴ」だと認識するプロセスを示している。

> **Point**
> ●感覚
> 五感のほか、平衡感覚、温度感覚などもある。

② 感情

認知においては、それが「自分にとって良いのか、悪いのか」という評価も行う。そのときに生じるのが**感情**である。たとえば、子どもが親に叱られたとき、「すごく怒っている。怖い」と評価すれば悲しみや恐怖がわき上がるが、「またいつもと同じことを言っている」と評価すれば、悲しみや恐怖をあまり感じないだろう。

① 感情とは

感情は、人間が内的に経験する**主観的経験**であり、主に4つに分類される（表1-2）。

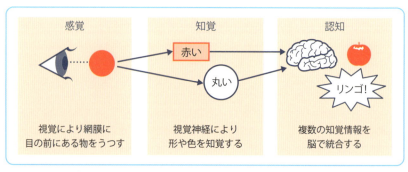

図1-1 認知のプロセス

表1-2 感情の分類

分類	英語表現	内容
（狭義の）感情	feeling	・比較的穏やかな主観的経験
情動（情緒）	emotion	・わいてくる原因がある程度明確 ・比較的強い主観的経験 ・持続力は弱い ・生理的変化を伴う ・表情や行動を発生させる傾向がある
気分	mood	・わき起こる原因が明確ではない ・弱い主観的経験 ・持続力はやや強い
情操	sentiment	・経験や学習に基づく価値判断を含んだ主観的経験

② 感情と行動（反応）の関係

感情には「喜び」「悲しみ」「怒り」「嫌悪」「恐怖」「驚き」の6種類があるとされる（**基本6感情***）。

これらの感情がどのように生まれ，感情と行動（反応）はどちらが先なのか，両者の関係についての考察は3説に分かれる（表1-3）。

> ＊基本6感情
> アメリカの心理学者エクマン（Ekman, P.）が提唱。なお，イザード（Izard, C.）は基本感情を「興味・興奮」「喜び」「怒り」「嫌悪」「軽蔑」「恐怖」「恥」「罪悪感」「驚き」「苦悩・不安」の10種類からなるとしている。

③ やる気（動機づけ）

やる気とは，主体が目標に向かって行動する力やエネルギー，意欲をいう。やる気を高めたり引き出したりして，主体に行動を起こさせる心理的な過程が**動機づけ（モチベーション）**である。

①動機づけのプロセス

人は，動因や誘因に基づいて行動を起こし，欲求の解消や目的の達成を図ろうとする。これが動機づけである。

コラム　ダーウィンと感情の研究

感情が世代や国，文化を超えて普遍性をもつことを最初に突き止めたのは，進化論で有名なダーウィン*である。

ダーウィンは，ヒトがサルを祖先として進化したという結論に至って以降，ヒトが独自にもつ特質，特に感情と表情に関心を抱いた。そして，1872年に刊行された『人及び動物の表情について』の中で，「表情は感情の言語である」と述べ，感情は表情や身体的反応として現れ，それは国や地域，文化を超えて普遍性を有することを，世界各地で行った実験により明らかにした。

ダーウィンの研究により，感情が生得的かつ普遍的であることが知られると，感情についての心理学的研究が進められていった。それが感情心理学である。

> ＊ダーウィン（Charles Robert Darwin, 1809～82）
> イギリスの自然科学者，地質学者，生物学者。著書『種の起源』で進化論を唱え，世界に大きな影響を与えた。

表1-3 感情と行動の関係

感情の起源	内容
末梢起源説*	感情は「刺激➡身体的反応➡反応への意識➡感情」の順に生まれる 笑うから楽しい
中枢起源説*	「刺激➡脳➡身体的反応，感情」のように，刺激を受けた脳が身体的反応と感情を同時に決定する 楽しいから笑う
二要因説*	「身体的反応とその原因についてのラベリング（認知的解釈）➡感情」とする 緊張するから 好きだから ドキドキする

*末梢起源説
　心理学者のジェームズ（James, W）とランゲ（Lange, C）によって1890年代に提唱された。ジェームズ＝ランゲ説ともよばれる。「悲しいから泣くのではない，泣くから悲しい」はこの説を端的に表現した有名な一節である。主著は『所属の心理学』。

*中枢起源説
　心理学者のキャノン（Cannon, W）とバード（Bard, P）によって1927年に提唱された。キャノン＝バード説ともよばれる。神経を損傷した者でも情動反応があることから，脳と視床が情動反応を形成するという説を唱えた。キャノンの主著は『からだの知恵』。

*二要因説
　社会心理学者のシャクター（Schachter, S）とシンガー（Singer, J）によって1964年に提唱された。末梢起源説と中枢起源説では，1つの身体反応から異なる感情がある場合を説明することが困難であることから提唱された。

●欲求

　何かを「欲しい」という気持ち，心を欲求という。

　マズロー*によれば，欲求には原始的・本能的欲求ともいえる生理的欲求からより高次の欲求まで5つの段階があり，低次元の欲求が満たされて初めてより高次元の欲求へと移行するとされる。これを**マズローの欲求段階説**（図1-2）という。

●動因

　主体が，目標に向けて何らかの行動をするように駆り立てるエネルギーまたは原動力を**動因**とよぶ。食欲や排泄欲などの生理的欲求は生

*マズロー（Abraham Harold Maslow, 1908～70）
アメリカ合衆国の心理学者。主著に『可能性の心理学』などがある。

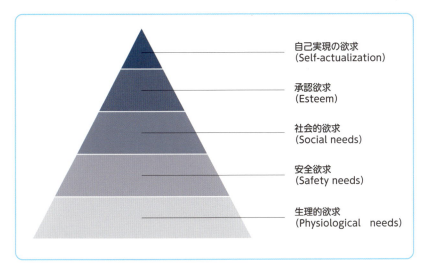

図1-2 **マズローの欲求段階説**

命維持に関する本能的なものであるため,強い動因となる。
●**誘因**
　「目標のほうから主体を引きつける,引き寄せる」エネルギーを**誘因**という。たとえば,映画好きな人は「映画を観たい」という強い欲求,すなわち強い動因によって映画を観る。一方,映画に興味がない人は「映画を観たい」という欲求(動因)は弱いが,おもしろいと話題になっていれば,それが誘因となって「映画を観よう」という行動に駆り立てられることもあるだろう。
●**行動**
　欲求を解消するための手段として,人は行動を必要とする。たとえば食欲の場合,「食べる」ことが行動である。

②**内発的動機づけ・外発的動機づけ**
　動機づけには,内発的動機づけと外発的動機づけが存在する。**内発的動機づけ**は,たとえば「サッカーをしたいからする」「映画を観たいから観る」というように,主体の強い動因によって行動を起こすことをいう。
　これに対し,「100点が取れたら好きなものを買ってあげる」と言われた子どもや「次のプロジェクトが成功したら昇進を約束する」と言われたサラリーマンのように,外側から与えられる報酬などに基づいて行動する場合を**外発的動機づけ**という。
　好奇心ややる気を原動力とする内発的動機づけによって行動していた人が,報酬や昇進といった外的要因を与えられたことで,逆にモチベーションが低下してしまうことがあり,これを**アンダーマイニング効果**とよぶ。

③達成動機づけ

目標を立て，それを高水準で達成しようとすることを，**達成動機づけ*** という。たとえば「会社で同期よりも早く出世したい」「自分のもっている才能を伸ばしたい」「現在の苦境を乗り越えたい」といった欲求が，達成動機づけの要因となる。

達成動機づけは，高い人もいれば低い人もいる。達成動機づけが低い人は一般的に「失敗したくない」という気持ちである「失敗回避傾向」が強いといわれる。

③ 学習

人間は，何かを経験することにより行動が変化する可能性がある。これを**学習**という。学習心理学は，私たちの行動がどのような要因の影響を受けるのかを理解するうえで役立つ。学習心理学は，大きく「条件づけ」と「記憶」の2つに関する領域からなる。

① 条件づけ

条件づけは主に動物を対象に研究されてきた。条件づけには，刺激に対する学習である**古典的条件づけ**や，行動に対する学習である**オペラント条件づけ**などがある（表1-4）。

表1-4　条件づけ

条件づけの種類	具体例
古典的条件づけ 生理的反応が本来とは別の刺激により生じるよう学習される	・梅干しやレモンを見ただけで唾液が分泌される ・**パブロフの犬*** 　食事の前にベルの音を聞かされ続けた犬は，ベルが鳴るだけで唾液を多く分泌する
オペラント条件づけ* 自発的反応（行動）に対し強化刺激を与えることで行動が増加するよう学習させる	・**スキナー箱** 　ねずみが入った箱に，ブザーが鳴ったときにレバーを押せばえさが出る装置をつけておくと，ブザーが鳴るとねずみはレバーを押すようになる

コラム　内発的動機づけ・外発的動機づけとマズローの欲求段階説

マズローの欲求段階説における各欲求が，内発的動機づけ・外発的動機づけのどちらに位置づけられるかについては，無数の説が存在する。たとえば次のようなものがある。
- ・「生理的欲求，安全欲求，社会的欲求」は低次欲求であり，外発的動機づけである。「承認欲求，自己実現欲求」は高次欲求であり，内発的動機づけであるとする説
- ・「自己実現欲求」のみが内発的動機づけであるとする説
- ・欲求はすべて内発的動機づけであり，誘因が外発的動機づけであるとする説

---

*達成動機づけ
内発的動機づけ，外発的動機づけおよび達成動機づけの3つを合わせて**社会的動機づけ**とよぶ説もある。社会的動機づけは，本能的に備わった生理的動機づけをもとに，社会生活を経験することによって獲得されるとされる。

（Point）

●**条件づけの制約**
条件づけは「経験によって行動が変化する」ことを意味するが，すべての行動を獲得できるわけではない。人間の生理的反応や刷り込みによる反応など，学習による行動を制限する要因もあることを知っておこう。

*パブロフの犬
ある一定の条件のもとで無意識に起こる反応や行動であり，トレーニングにより獲得された条件反射を指す。ソビエト（現ロシア）の生理学者パブロフの実験から名づけられた。

*オペラント条件づけ
自発的な行動，または道具を用いた行動を「オペランド行動」とよび，その発生頻度を報酬などの強化刺激により高める（逆に罰などにより頻度を減らす）ことを「オペラント条件づけ」という。アメリカの心理学者で，行動分析学の創始者であるスキナー（Skinner, B.F., 1904-90）が提唱した。

2 記憶

学習は，「何かを経験することにより行動が変化，または変化する可能性」であり，経験を記憶しているか否かが重要である。そこで，学習心理学では人間の「記憶」についての研究も多くなされている。

記憶は大きく分けて①感覚記憶，②短期記憶，③長期記憶の3つに分けられる（表1-5）。

①感覚記憶（Sensory memory）

目や耳，鼻や手といった感覚器官でキャッチした感覚情報を，その瞬間ないし数秒程度とどめておける機能をいう。一時的なものであり，記憶の中で最も短い。この感覚記憶のなかで，主体が特に注意を向けたものだけが脳に送られて次の短期記憶となる。

②短期記憶（Short-term memory）

主体が特に注意を向けたものや重要だと判断された情報は，脳の海馬にあるワーキングメモリに送られ，短い記憶としてとどめられる。これを**短期記憶**という。短期記憶は，伴う感情が弱ければ弱いほど覚えにくいという特徴がある。

③長期記憶（Long-term memory）

短期記憶の情報は，何度も繰り返し復唱したり経験したりすることで長期記憶へと移行する。長期記憶では，数日程度から，なかには一生涯忘れない記憶となるものもある。

長期記憶はさらに，宣言的記憶と非宣言的記憶の2つに分類される。

宣言的記憶とは，言葉にすることのできる記憶である。そのうち**エピソード記憶**は個人の経験に基づく記憶，**意味記憶**は知識に関する記憶をいう。

非宣言的記憶とは言葉にできない記憶であり，**手続き的記憶**ともいう。自転車の乗り方や車の運転技術，クロールや平泳ぎの技能などは手続き的記憶である。

> **(Point)**
> ●**短期記憶の容量**
> アメリカの心理学者ミラー(Miller, G. A., 1920〜2012)によれば，一般成人の短期記憶の容量は7±2，つまり5〜9つ程度とされる。

表1-5　記憶の分類

記憶の分類			持続時間
感覚記憶			瞬間〜数秒程度
短期記憶			20秒〜1分程度
長期記憶	宣言的記憶	エピソード記憶	数日程度〜一生涯
		意味記憶	
	非宣言的記憶（手続き的記憶）		

3 パーソナリティ（人格・性格）の理解

「Person（人）」を語源とするパーソナリティ（personality）は，「人格」や「性格」などを意味する。パーソナリティは「その人らしさを特徴づけるもの」であり，生来の気質や生まれた国の文化，養育環境や動機づけなど，あらゆるものの影響を受けて形成される。

パーソナリティについての主な理論に，**類型論**と**特性論**がある。

① 類型論

性格の本質的特徴によって類型化を試みる立場が類型論である。クレッチマーやユングなどがこれに当たる。ただし，このような類型論は直観的把握には向いているが，誰でも合っている部分と合っていない部分があり，類型と類型の中間にいる人々をうまく把握しきれないという問題がある。

① クレッチマーの体型と気質類型

クレッチマー*は，多くの精神障害を抱える患者との面接体験により，体型と気質に相関関係があることに着目し，気質類型を明らかにした（表1-6）。

② ユングの性格類型

ユング*は，心のエネルギーの2つの方向性および4つの心理機能の組み合わせによって，人の性格を8つに分類した（表1-7）。

*クレッチマー（Ernst Kretschmer, 1888〜1964）
ドイツの精神医学者。人間の気質の研究から，体型との関連で類型的に分類する学説を提唱した。主な著書に『体格と性格』『天才の心理学』などがある。

*ユング（Carl Gustav Jung, 1875〜1961）
スイスの精神科医・心理学者。深層心理について研究し，分析心理学（ユング心理学）を創始した。

表1-6 **クレッチマーの類型論**

体型	細長型	肥満型	闘士型
気質類型	分裂気質	躁鬱（循環）気質	粘着気質
性格・特徴	非社交的，静か，控えめ，まじめ，臆病，神経質，敏感，従順，など	社交的，親切，温厚，明朗，ユーモア，平静，活発，など	静かだがエネルギッシュ，几帳面，夢中になりやすい，頑固，など

表1-7 **ユングの類型論**

心理機能		外向型	内向型
合理的機能	思考	・客観的事実を重視 ・他人に不寛容 ・作家, 専門家	・事実より主観重視 ・頑固で独自の視点 ・哲学者
	感情	・流行好き ・対人スキルが高い ・接客業, エンターテイナー	・感受性が強い ・内面の充実 ・人の支援
非合理的機能	感覚	・現実受容力が高い ・歓楽的 ・専門職, 事務職	・物事の本質をつかむ ・独自の表現力 ・職人肌
	直観	・ひらめき型 ・可能性の追求 ・実業家, 創作家	・ひらめきと行動力 ・夢見がち ・芸術家, アーティスト

❷ 特性論

　特性論は，性格に関する要素（特性）を収集し，それらを量や程度で表すことで分析する方法であり，主にアメリカで発展した。

　特性論のうち広く知られているのが，**ビッグ・ファイブ・モデル（五因子モデル**，図1-3）とよばれるものである。これは，人間のパーソナリティを外向性，情緒不安定（神経症的傾向），開放性，調和性（協調性），勤勉性（誠実性）の5つの特性のバランスにより明らかにしようとするものである。

　特性論は，人間の性格を多面的にとらえることができる一方，ひとりの人間の全体像や独自性を見失いやすいという問題がある。

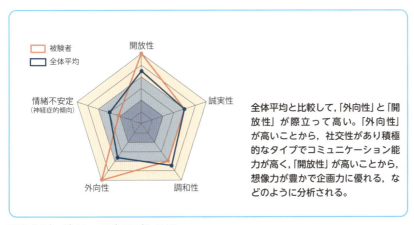

図1-3 **ビッグ・ファイブ・モデルの例**

4 心の発達とアイデンティティ

　人間は，誕生してから死に至るまで，精神や身体を変化させていく。これを**発達**という。そして，心の発達において重要な位置を占めるのが自己同一性（アイデンティティ），すなわち「一貫して存在する自分」「他者に価値を認められている自分」という認識である。

　ここでは，人間の心の発達に関する特に有名な３つの理論である，愛着（アタッチメント）理論，ピアジェの発達理論，エリクソンの発達段階理論を概観する。

❶ 愛着（アタッチメント）理論

*ボウルヴィ（John Bowlby, 1907〜90）
イギリス出身の医学者，精神科医，精神分析家。主著は『愛着行動』など。

　愛着（アタッチメント）理論は**ボウルヴィ** *が提唱した考え方である。ボウルヴィは，**愛着（アタッチメント）行動**を「母親（主たる養育者）の世話を求める乳幼児の行動」と定義し，３パターンに分類した（表1-8）。

　そして，年齢および発達段階によってこの３パターンの現れ方が表1-9のように変化するとした。

　子どもはこのような愛着行動を通して，養育者から安心感を得られることを学び，確信していく。そして内面的な愛着（＝絆）が形成されると，愛着行動は減っていく。ボウルヴィはこれを**内的ワーキングモデル**とよんだ。

表1-8 愛着（アタッチメント）行動

発信行動	泣く，笑う，声を出す，など
定位行動	目で追う，接近する，など
能動的身体接触行動	抱きつく，よじ登る，など

表1-9 愛着発達の4段階

年齢・発達段階	見られる愛着行動	その他の特徴
第1段階 誕生〜生後12週頃	・発信行動と定位行動	養育者と他の人との区別はない
第2段階 生後12週〜6か月頃		養育者と他の人とを区別する
第3段階 6か月〜2，3歳頃	・すべての愛着行動 ・特に養育者へ積極的愛着行動	・知らない人を区別する ・養育者を安全基地として周囲を探索
第4段階 3歳以降	・愛着行動が減少	愛着（アタッチメント）の内在化

表1-10 **認知的発達段階説**

段階	年齢	特徴
感覚運動段階	0〜2歳	・五感の刺激を求める ・循環反応（何度も同じ行為を繰り返す） ・模倣行動（相手の動きなどをまねる） ・**シェマ：同化→調節**の繰り返し
前操作段階	2〜7歳	・イメージや言葉による思考が可能になる ・**自己中心性**の特徴をもつ ・空想と現実の境界線が不明瞭
具体的操作段階	7〜12歳	・具体的なものに対する論理的思考が可能になる ・**保存性***の概念の獲得 ・他者の気持ちを考えられるようになる
形式的操作段階	12歳〜	・形式的，抽象的思考が可能になる ・仮説や推論ができるようになる

*保存性
たとえば細長い背の高いグラスの水を底の広いコップに移すと，水の高さは低くなるが，体積や重さは変わらないというような見た目にとらわれない概念をいう。

② ピアジェの発達理論

スイスの心理学者ピアジェ*は，認知面の発達に着目して**認知的発達段階説**という発達理論を唱えた。具体的には，子どもの認知機能（思考）の発達は，外界の認識のしかたが質的に変化することによって進むと考えて，その発達を4段階に分類した（表1-10）。

ピアジェは，外界を認識し，理解するための認知的枠組みである**シェマ**という独自の概念を用いた。シェマとは，たとえば様々な種類の犬を見て「犬」と認識できる力のことをいう。

その後，きつねを見て「犬だ」と考えるような，似たものを同じものと考える**同化**が起こる。それに対し，「犬ではなく，きつねである」と教えてもらうことでそれぞれを正しく認識できるようになることを**調節**という。0〜2歳の感覚運動段階では，シェマの同化と調節が繰り返し行われる。

*ピアジェ（Jean Piaget, 1896〜1980）
スイスの発達心理学者，児童心理学者。「20世紀において最も影響力の大きかった心理学者」の一人といわれる。著書は『子どもの発達と学習』『心理言語学』など数多い。

③ エリクソンのライフサイクル理論

発達心理学者エリクソン*は，人生を8つのステージに分け，各ステージに達成しなければならない発達課題（心理社会的危機）があり，その克服に失敗すると問題を抱えるとした（表1-11）。

1 乳児期

●**発達課題**　乳児期は，親や周囲の大人たちの温かな愛情とぬくもりのある世話を受け，ボウルビィの提唱した**愛着**（**アタッチメント**）やエリクソンがいう**基本的信頼**を形成することが発達課題である。

●**発達危機**　信頼感の形成に失敗した場合，自分が生きていくこと自

*エリクソン（Erik Homburger Erikson, 1902〜94）
アメリカの発達心理学者，精神分析家。「アイデンティティ」の概念やエリクソンの心理社会的発達理論を提唱した。

4｜心の発達とアイデンティティ　**17**

表1-11 **エリクソンの発達段階論**

発達段階	年齢	発達課題	発達危機
乳児期	0〜17か月頃	基本的信頼	不信
幼児期初期	18か月〜2歳頃	自律性	恥, 疑惑
幼児期	3〜5歳頃	自発性	罪悪感
学童期	6〜11歳頃	勤勉性	劣等感
青年期	12〜19歳頃	同一性(アイデンティティ)確立	同一性混乱
前成人期	20〜39歳頃	親密性	孤立
壮年期	40〜64歳頃	生殖性	停滞
老年期	65歳頃〜	自我の統合	絶望, 嫌悪

体への無力感や周囲の人への**不信感**をもつようになる。

② 幼児期初期

●**発達課題** それまで親や大人に依存して生きてきた子どもが，からだを自由に動かすことができるようになると，あらゆることを自らの力で行おうとするようになり，挑戦心や**自律性**が養われる。

●**発達危機** 自発的な行動が制限されると，自律性が育たず，周囲は自分を信じてくれていないのではないかという**恥**や**疑惑**が生まれる。

③ 幼児期

●**発達課題** 同世代の仲間とのかかわりが増え，「ごっこ遊び」が活発に行われるようになる。頭の中のイメージを自分の力で実現することに喜びを感じると，自分の心に決めたことを実行する**自発性**や積極性が育つ。

●**発達危機** 大人がイメージを押しつけるなどして行動を強制されると，必要以上の**罪悪感**が形成され，自主性や積極性が阻害される。

④ 学童期

●**発達課題** 「大人になることを学ぶ時期」であり，学びは広義と狭義の2種類ある（表1-12）。両方の学びが着実に進めば，自分の能力に自信をもち，達成感を感じて次の課題へと進む**勤勉性**が育つ。

●**発達危機** 広義と狭義の学びのどちらか一方，もしくは両方の学びがうまくいかなかった場合，現在および将来の自分に自信をもつことができず，**劣等感**を抱く。

表1-12　学びの種類

広義の学び	社会で生きる大人となるための行動の学び 例：人間関係，仕事，趣味など
狭義の学び	職業生活に役立つ学び 例：学校の勉強，知識・技能の習得

5 青年期

●**発達課題**　思春期ともよばれるこの時期は，「自分は何者であるのか（Who am I ?）」と自問を繰り返し，悩みや葛藤の多い時期である。自分なりの答えを見つけることができれば，**自我同一性（アイデンティティ）**を確立することができる。

●**発達危機**　自我同一性（アイデンティティ）の確立に失敗すれば，自分を見失い，無気力や無関心といった状態になることもある。この状態を**自我同一性（アイデンティティ）の混乱**という。自我同一性（アイデンティティ）の確立の手前でもがいている場合，心理的猶予期間という意味で**モラトリアム**といわれる。

6 前成人期

●**発達課題**　友人や同僚など社会で共に生きる人々との交流を深め，**親密性**を育む時期である。結婚のステージへと進む人も増える。

●**発達危機**　青年期に自我同一性（アイデンティティ）の確立に失敗していると，成人期になっても周囲の人との関係を拒んだり，表面的な関係しか築けなかったりして，**孤立**することとなる。

7 壮年期

●**発達課題**　子どもや孫，部下などにこれまでの自らの経験や知識，能力などを伝え，世話をしていく能力（生殖性）を獲得する。

●**発達危機**　世代間のかかわりをもたなかったり，自分の世代のことにしか興味がなかったりすると，自分の価値観に固執したり，生きている意味を見いだせなかったりして，**停滞**を感じることとなる。

8 老年期

●**発達課題**　退職したり子どもが巣立ったりして，老後生活が始まるこの時期には，人生のなかで**自我の統合**を成しとげ，「自分には欠点もあり，失敗もあったが，すばらしい人生だった」と思えることで，人生の意味を見いだし，穏やかな死を迎えることができる。

●**発達危機**　自らの人生との折り合いをつけることができないと，自我の統合ができず，**絶望**を感じることとなる。

5 社会における個人

　個人として尊重される人間も，社会のなかではおのずと制約を受ける。たとえば，同じ空間に2人の人間がいて，1人は「新鮮な空気を吸いたいから窓を開けたい」と思い，もう1人は「外の音が気になるから窓を閉めておきたい」と思っているとき，両者の利害は対立し，どちらかが自由を行使すれば，他方の自由が制約される関係にある。

　利害が対立し得る社会において，自由はどのように行使され，どのような制約を受け，制約を受けてなお尊重される個人とはどのようにあるべきかを，哲学・倫理学の観点から考えてみよう。

① カントの人格主義と「自由」

　哲学または倫理学の観点から自由を考えるうえで重要なのが，**カント***の**人格***という概念である。カントは，自律的に考え，行動することができる「人格」こそが，道徳法則の主体として尊厳ある存在として尊重されるべきであり，真の「自由」を行使し得るとして，人格の尊厳性（**人格主義**）を説いた。

　たとえば，道端に落ちている財布を，「盗んだら捕まるから」という恐怖心や「交番に届けたら感謝されるだろう」といった虚栄心から警察に届けるのは，自律とはいえないとカントは考える。「盗むのは良くないことだ」という**道徳法則**を自ら打ち立て，それに自らを従わせることが自律であり，自らの行動を決める意思が，他者から決められたことではなく，自ら決めることができる人格こそ，真に自由であるとカントは考えた。

　ただし，カントが考える自由とは，好き放題という意味の自由ではなく，社会の道徳法則にのっとった自由を指す。なぜなら，好き放題の自由は，現実社会では周囲の状況や条件に左右され，制限されるため，真の自由とはいえないからである。

　言い換えれば，個人は，社会のなかで一定の制約ある自由を行使する存在である。

② 社会における個人のあり方

　それでは，一定の自由の制約を受ける社会のなかで，個人はどのように尊重され，いかに幸福を追求していくべきだろうか。

　カントは，**自律的な人格**そのものが目的であり，自分も他人も手段として扱ってはならないと述べた。勝つためにだれかを利用したり，自らの欲のためにだれかを使ったりすることは，個人を尊重しているとはいえない。

---

*カント（Immanuel Kant, 1724〜1804）
ドイツの哲学者。主著は『純粋理性批判』『実践理性批判』など。

*人格（person）
心理学においては，「人格」はパーソナリティ（personality）や個性，すなわち個人に特有の性格を指すが（p.14），倫理学における「人格」は人間を人間たらしめるものであり，道徳法則の主体となるものを指す。

しかし，たとえば，物を売っている人は，だれかがそれを買ってくれることで金銭を得て生活している。これは，買ってくれる客を自らの生活の「手段」としているという見方もできる。

ここで問題となるのは，ただ「手段」としてのみ他人を利用することであり，悪徳金融業者や詐欺グループなどはまさにそれに当てはまる。一方，商売としての売買は，他人を手段として利用する側面もあるが，「その物が欲しい」人にとっては，それを買うことで満足を得られ，幸福でもある。それは客にとっては「個人が尊重されている」ことになる。

カントは，だれもが自らの欲や幸福を追求することを認めつつも，自律的な人格として生きることを説き，そのとき初めて，多数の者が共存し合う公共空間において互いに**個人を尊重し合う社会**が実現すると考えたのである。

コラム　ベンサムの功利主義〜「最大多数の最大幸福」

カントが活躍したのは18世紀であり，その思想は市民革命の影響を受けていたのに対し，19世紀の産業革命に影響を受けたのが功利主義者とよばれる人々である。その代表の1人である**ベンサム**＊は，「**最大多数の最大幸福**」すなわち「できるだけ多くの人が，できるだけ幸福であるのが良い」という量的功利主義を唱え，個人の利益と幸福の追求を積極的に認めた。

量的功利主義では，個人がどう振る舞うべきかは，「最大多数の最大幸福」になるよう結果から考えることになる。そこでは，自分の利益（幸福）も他者の利益も等しく見積もらなければならない。したがって，自分が犠牲になることが，ほかの人たち全員の利益になるのであれば，その方が好ましいということになる。

たとえば同じ部屋に3人の人間がいて，窓を開けるべきかどうかを考えるとき，自分が「新鮮な空気が吸いたい」と思っていたとしても，あとの2人が「外の音が気になるから閉めておきたい」と考えるならば，窓を閉めておくほうが幸せの総量は多いため，窓を開けることを我慢すべき，という結論になる。

また，功利主義のこのような考え方は「非利己的」であることから，カントの説く人格主義とベンサムらの功利主義とは，考え方のアプローチは異なるものの，実質的な価値観において近いという見解もある。

「最大多数の最大幸福」という考え方は，現在の法律に採用されており，たとえば日本国憲法第13条は「すべて国民は，個人として尊重される。生命，自由及び幸福追求に対する国民の権利については，公共の福祉に反しない限り，立法その他の国政の上で，最大の尊重を必要とする」としている。つまり，個人は積極的に尊重されるが，「公共の福祉」すなわち「みんなの利益」に反する場合には制約を受けることになる。

＊ベンサム（Jeremy Bentham, 1748〜1832）
イギリスの哲学者・経済学者・法学者。功利主義の創始者。主著は『道徳および立法の諸原理序説』。

5｜社会における個人　21

6 多様性と共通性

個人の人格を尊重するということは，人間の多様性を認め，受け入れることにほかならない。

ここでは，現代社会を生きていくために必要な資質・能力をどのように身につけ（共通性の確保），一人ひとりの個性や可能性を伸ばしていくべきか（多様性への対応）について考える。

① 社会で生きていくために必要な資質・能力（共通性の確保）

スマートフォンやSNS（ソーシャル・ネットワーク・サービス）の急速な普及，生成人工知能（生成AI）の進展など，私たちは変化の激しい時代に生きている。情報へのアクセスが容易になった現代においては，SNSなどを通じて意見交換や情報共有が頻繁に行われるようになり，若年層であっても，社会に関する知識を早い段階で身につけることが可能となった。また，インターネット上の自らの行動に責任をもたなければならないことから，早期に社会の一員としての意識に直面することになる。こうした時代の流れに合わせるように，法律上でも民法上の成年年齢や公職選挙法上の選挙権年齢の引き下げなどが行われてきた。

それでは，このように変化の大きな時代に生きる人間として，求められている共通の力とはどのようなものだろうか。

それはまず，自ら問いを立て，多種多様な考えをもつ人々とも協働し，その問いに対して自分なりの答えを導き出し，行動することので

(Point)

●**生成人工知能（生成AI）**
人工知能の一つであり，ジェネレーティブAIともいう。従来の識別系AIが既成のデータをもとに新しいデータがどのカテゴリに属するのかを分類ないし判別していたのに対し，生成AIは既成のデータを学習して新しいコンテンツを創出することができる。

*憲法改正国民投票法
正式名称「日本国憲法の改正手続に関する法律」。憲法第96条で，憲法改正は「国会で衆参両議院の総議員の3分の2以上の賛成を経た後，国民投票によって過半数の賛成を必要とする」と定められている。憲法改正国民投票法は，国民投票の手続きを具体的に定めた法律である。2010（平成22）年5月施行。

*投票年齢の引き下げ
18歳以上の者が国政選挙で投票することができるように改正されるまでは，国民投票の投票権者も20歳以上とするとされていたため，実際に投票年齢が18歳に引き下げられたのは，2014（平成26）年6月に公布・施行された憲法改正国民投票法の一部改正においてである。

> **コラム** 民法上の成年年齢と公職選挙法上の選挙権年齢の引き下げ
>
> 先に引き下げが行われたのが公職選挙法上の選挙権年齢である。2007（平成19）年5月に公布された憲法改正国民投票法*において投票年齢が18歳に引き下げ*られたことに続いて，2015（平成27）年の公職選挙法改正により，同法が適用されるすべての選挙において，選挙権が18歳へと引き下げられた。
>
> 選挙権年齢が引き下げられると，市民生活に関する基本法である民法においても成年年齢を引き下げるべきであるという議論が起こった。そして，2022（令和4）年4月より「民法の一部を改正する法律」が施行され，成年年齢が18歳へと引き下げられた。それに伴い，ひとりで有効な契約を結べる年齢や親権対象年齢が18歳に引き下げられ（第4条），女性の婚姻開始年齢は16歳から男性と同じ18歳に統一された（第731条）。また，「成年」を対象とする他の関連法（例：国籍法の帰化要件など）のいくつかも同時に18歳へと改正された。
>
> ただし，飲酒および喫煙年齢（未成年者飲酒禁止法，未成年者喫煙禁止法）や少年法の対象年齢については，健康面への配慮や青少年保護などの観点から，20歳のままとなっている。

きる力である。次に，自己のあり方や生き方を考え，当事者として社会に主体的に参画する力である。

② 多様性への対応

　個人を尊重するということは，人間の多様性（**ダイバーシティ**）を認めるということである。ダイバーシティが目指すのは，多様な人々の声を聞いたり，多様な人材を登用したりすることで，各人がもつ能力を生かし，より競争力を高めていこうとする取り組み全般である。

① 多様性とは

　多様性は大きく２つに分類される。

　一つは，生まれつきもった特性であり，表面的に違いがある程度わかる，本人の努力では変えようのないものである（**表層的ダイバーシティ**，表1-13左）。もう一つは，表面的には違いがわからないもの，時代や環境，文化など複数の要因が絡まった，より複雑なものである（**深層的ダイバーシティ**，表1-13右）。

　人種や言語の多様性が少ない日本では，「ダイバーシティ＝女性の積極的登用」ととらえられがちである。しかし，ダイバーシティの真の目的は，性別や人種，価値観などの属性にとらわれず，一人ひとりの違いを認めて尊重すること，すなわち個人の尊重である。ここでは，性の多様性について，ダイバーシティの観点から考えてみよう。

② 性の多様性

① LGBT と SOGI

　従来，性（sex）は生物学的性（戸籍上の性別），すなわち男性と女性の２つであり，異性愛が正しいと考えられてきた。しかし，現代において性はそれほど単純なものではなく，様々な性のあり方（セクシュアリティ）が徐々に明らかになってきた。

　LGBTは，女性同性愛者（lesbian），男性同性愛者（gay），両性愛者（bisexual），性別越境者（transgender）のアルファベットの頭文字を組み合わせた用語であり，「**性的少数者（性的マイノリティ）**」

表1-13 表層的ダイバーシティと深層的ダイバーシティの例

表層的ダイバーシティ		深層的ダイバーシティ	
・年齢	・人種	・宗教	・価値観
・性別	・国籍	・第一言語	・教育
・障害の有無		・学歴	・性的志向 　（LGBT，SOGIなど）

（Point）
●ダイバーシティ
もともとは1960～70年代のアメリカで，主に女性や少数民族などのマイノリティの公正な処遇を目指すものであった。現代のダイバーシティは，「女性」「人種」「障害者」というように属性でまとめて保護するという形ではなく，より個人の尊重に近い形で，一人ひとりの人間の違いを受け入れ，認め，尊重しようという取り組みとなっている。

（Point）
●トランスジェンダー
トランスジェンダー（性別越境者）は，生物学的性と性自認が一致していない状態を指す。性的指向とは独立した概念であり，異性愛，同性愛，両性愛，無性愛（他者への性的関心がないこと）など様々な性的指向の人が存在する。出生時の身体的性別は男性，自身の性認識は女性である人を「トランス女性」，身体的には女性で，性認識は男性である人を「トランス男性」とよぶことがある。

(Point)

● 性の3要素
国連など国際機関においては，性別について次の3つの要素から考えるものとしている。
①戸籍の性
②性自認（Gender Identity）
③性的指向（Sexual Orientation）
また，これに④性表現（Gender Expression）を加えて「性の4要素」という場合もある。性表現とは，服装や立ち振る舞いなど，社会に向けて自分の性をどのように表現しているか，ということである。

＊大阪府の条例
　事業者の責務として，「事業者は，基本理念にのっとり，性的指向及び性自認の多様性に関する理解を深め，その事業活動を行うに当たっては，性的指向及び性自認の多様性に関する理解の増進の取組に努める（中略）ものとする」ことが明記されている。
＊東京都の条例
　性的指向や性自認に関する啓発等の推進のみならず，性的指向や性自認を理由とする不当な差別の解消を図ることを規定している。
＊同性パートナーシップ制度
　自治体が同性のカップルの関係を，婚姻と同等の「パートナー」として認定したり，その宣誓を受け付けたりする制度である。いわゆる法的に認められた同性婚とは異なるものの，公営住宅の入居審査や生命保険契約等では婚姻と同等の扱いを受けることができるものとして導入された。2015（平成27）年の東京都渋谷区と世田谷区を皮切りに，全国456の自治体において，それぞれ独自の制度が整備されている（2024［令和6］年4月現在）。

表1-14 LGBTの各定義

女性同性愛者（lesbian）	男性同性愛者（gay）
①戸籍の性　→　女性 ②性自認　→　女性 ③性的指向　→　女性	①戸籍の性　→　男性 ②性自認　→　男性 ③性的指向　→　男性
両性愛者（bisexual） （男性の場合）	性別越境者（transgender） （生物学的に女性の場合）
①戸籍の性　→　男性 ②性自認　→　男性 ③性的指向　→　女性・男性	①戸籍の性　→　女性 ②性自認　→　男性 ③性的指向　→　多様

の意味で使われることが多い。表1-14はそれぞれの定義を，性の3要素（戸籍の性，性自認，性的指向）によって表現したものである。

　また，生物学的な意味の性（sex）と異なり，社会的ないし文化的に作られた性および性差を指す用語に**ジェンダー**（gender）がある。

コラム　自治体と企業における性の多様性に対する取り組み

●自治体の取り組み
　一部の自治体は，性的指向や性自認に関する理解の増進に努めることを事業者の責務とする条例を設けている。
・大阪府：2019（令和元）年10月「大阪府性的指向及び性自認の多様性に関する府民の理解の増進に関する条例」＊を制定
・東京都：2018（平成30）年10月「東京都オリンピック憲章にうたわれる人権尊重の理念の実現を目指す条例」＊を制定。
　また，企業による取り組みを可視化する施策を実施している自治体もある。
・札幌市：札幌市LGBTフレンドリー指標制度
・大阪市：大阪市LGBTリーディングカンパニー認証制度
　一方，日本では同性どうしの婚姻が法的に認められていないため，自治体が「結婚に相当する関係」を認める証明書を発行する同性パートナーシップ制度＊を導入する自治体も増加している。
●企業の取り組み
　厚生労働省が公表した「多様な人材が活躍できる職場環境に関する企業の事例集〜性的マイノリティに関する取組事例〜」（2020［令和2］年）のなかで，企業が性的マイノリティの当事者も含め，誰もが働きやすい職場環境を整備するための取り組みを行う際のポイントとして，次の7つがあげられている。
1. 方針の策定・周知や推進体制づくり
2. 研修・周知啓発などによる理解の増進
3. 相談体制の整備
4. 採用・雇用管理における取り組み
5. 福利厚生における取り組み
6. トランスジェンダーの社員が働きやすい職場環境の整備
7. 職場における支援ネットワークづくり

「女の子だからピンクや赤が好きだろう」「男は泣いてはいけない」というような,「男性だから」「女性だから」という意識も,ジェンダーの現れである。

● SOGI

LGBTは性的少数者の存在を広く知らせる一方で,属性として括って保護する,という旧来の「少数者保護」の考え方が強調されやすい側面がある。そこで近年使われるようになったのが,SOGIである。これは性的指向（Sexual Orientation）と性自認（Gender Identity）を合わせた言葉で,性的少数者もそれ以外の人も含め,すべての人が多様な性の当事者であることを意味する。

性のあり方はとても複雑である一方,すべての人が何らかの性的指向・性自認をもっている。性の多様性について,性的少数者への保護や配慮という側面だけでなく,すべての人の「個人の尊重」や平等にかかわる問題としてとらえることが国際的に主流となっている。

② 性の多様性に対する取り組み

現実の社会において,性の多様性の実現を考える場合には,性的少数者の人々への配慮が必要となる。図1-4は,性的少数者が職場で困

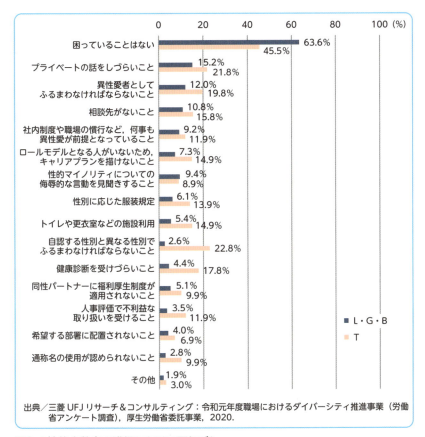

出典／三菱UFJリサーチ＆コンサルティング：令和元年度職場におけるダイバーシティ推進事業（労働省アンケート調査）,厚生労働省委託事業, 2020.

図1-4 性的少数者の職場における困りごと

ることに関するアンケート結果である。

「異性愛者としてふるまわなければならない」など精神面の悩み，「トイレや更衣室などの施設利用」など環境面についての悩みに加え，「人事評価で不利益な扱いを受ける」「希望する部署に配置されない」など制度や社会面の悩みがあり，その背景には性的少数者への無理解や差別・偏見が存在する。こうした状況に対し，社会全体で真剣に取り組む必要がある。

章末問題

1 リンネが提唱した「英知人」を意味するもっとも有名な人間の定義は【　❶　】である。

2 感情を分類したときに，沸き起こる原因がある程度明確であって，比較的強い主観的経験であり持続力は弱いものを【　❷　】という。

3 マズローの欲求段階説で，承認欲求が満たされた場合，次に人間が求めるとされるのが【　❸　】である。

4 主体の強い動因により行動を起こす動機づけを【　❹　】という。

5 生理的反応が，本来とは別の刺激により生じるよう学習されることを【　❺　】という。

6 自発的反応（行動）に対し強化刺激を与えることで，行動が増加するよう学習させることを【　❻　】という。

7 長期記憶は，【　❼　】と非【　❼　】の2つに分類され，言葉で表現することができる【　❼　】のうち，個人の経験に基づく記憶を【　❽　】という。

8 性格に関する要素を収集したうえで，それらを量や程度で表すことで分析的に明らかにしようとした理論を【　❾　】という。

9 ボウルヴィが提唱した，母親（主たる養育者）の世話を求める乳幼児の行動を【　❿　】という。

10 【　⓫　】は，認知面の発達に着目して「認知的発達段階説」という発達理論を唱えたスイスの心理学者である。

11 アメリカの発達心理学者【　⓬　】による，人生を8つのステージに分ける独自の発達理論によれば，青年期の発達課題は【　⓭　】の確立である。

12 性の多様性を表す言葉で，性的指向と性自認のアルファベットの頭文字を組み合わせたものを【　⓮　】という。

▶答えは巻末

第**2**章

地球環境問題とSDGs

　人間は自然の一部でありながら，森林伐採や海洋汚染のように，自然を壊す存在でもある。しかし，自然環境は私たちの生活の基盤をなすものであり，それを破壊することは，私たちの存在そのものを脅かすことにつながる。森林伐採や海洋汚染などによって生じる生態系の崩壊や気候変動は，災害の激甚化など，折につけ私たちにその行為の重大さを突きつけている。自然を含め，人間の生活を取り巻く環境の問題に，私たちはどのように向き合えばよいだろうか。

　この章では，環境に関する倫理的課題を概観するとともに，将来に向けた解決の糸口を探っていく。

1 地球環境問題

❶ 環境倫理とは

　私たちは今，様々な環境問題に直面している。グローバル化の進展は世界の国々に多くの恩恵をもたらす一方で，地球温暖化をはじめ，一国では解決し得ない地球規模の環境問題を生じさせている。

　環境問題は自然保護とイコールのようにとらえられるが，環境問題を考えるにあたっては，環境と自然との違いを明確にしておく必要がある。

1 環境と自然

　自然のとらえ方は様々であるが，主流は，原生自然に代表される，手つかずのままの生態系とする考え方である。そこでは人間は特別視されず，ほかの生物と同等ととらえられる。したがって，自然保護という言葉には，本来特別ではないはずの人間が，ありのままの自然を破壊する存在であり，悪者であるという論調が含まれる。

　環境にも様々なとらえ方があるが，一般的にはAという中心を取り囲むBを指す言葉であり，必ず中心となるAという存在を必要とする（図2-1）。そして「この環境は犬を育てるのに最適だ」という場合を例にあげると，中心のAすなわち犬は，価値ある存在として位置づけられている。

　したがって，環境問題という場合には，中心となる人間を価値ある存在と認め，人間にとっての「良い環境」を維持していくにはどのようにすればよいかを考えることを意味する。

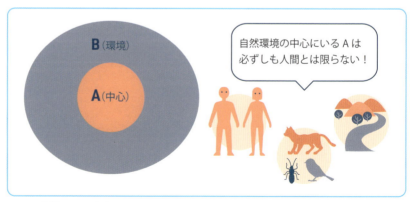

図2-1 環境とその中心

2 環境問題と倫理

　それでは，環境問題を考えるときに何を判断基準にすればよいだろうか。ここで，山を切り拓いて新たな道路を建設する計画が持ち上がった場合を例に考えてみよう。一方では「自然破壊につながる」として反対する立場があり，他方では「道がないことによって不便を強いられている人々の生活」を考えて賛成する立場があるだろう。こうした問題を考える場合に，「自然を大切にしなければならない」という判断基準である道徳や，「ものを壊す行為は不正な行為である」という判断基準である法律だけでは，対立を解消して合意の形成に導くことは難しい。この問題を解決するには，限られた自然環境を最大限に生かしつつ，人間がどのように自然と共存していくかという，倫理学的な視点が必要なのである。

　環境問題を倫理的視点から考えようとする**環境倫理**は，歴史の浅い分野であり，研究も実践もまだ途上にある。しかし，たとえば環境アセスメント制度*の創設は，環境倫理の考え方から生まれたものといえよう。日本でも，道路やダム，鉄道，発電所など環境に影響を及ぼすおそれのある事業について，環境アセスメント（環境影響評価）を実施することが法律で定められている。また国際協力の分野でも，開発途上国への開発援助を行う際に，資金援助を行う金融機関が環境への影響を厳格に審査するようになり，賛成派・反対派を含めたすべての利害関係者（ステークホルダー）の合意形成が，必要手続きとして位置づけられるようになった。このような変化も，環境倫理の考え方を受けたものだといわれている。

　アメリカの経済学者ボールディング*は，地球を宇宙空間を旅する

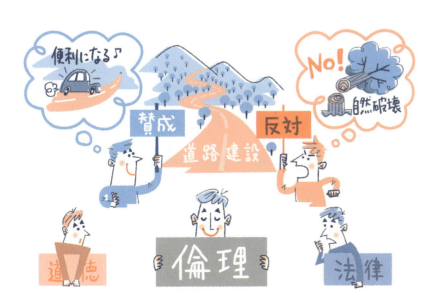

(Point)

●倫理と道徳と法律
倫理 (ethics) とは，「ものごとの『善し悪し』や『正しいか正しくないか』『どのように生きていくべきか』を判断するための基準となるものや考え方」をいう。
「道徳 (moral)」や「法律 (law)」と似ているが，「道徳」が個人や小さな組織・集団に適用されるものであるのに対して，「倫理」はより大きな組織・集団や社会に対しても適用される。また「道徳」「倫理」が「正しい行為」を示す内発的なものであるのに対して，「法律」は「正しくない行為」を示す外的強制力である。

＊環境アセスメント制度
開発事業などを実施する場合に，事業者があらかじめその事業が環境に与える影響を自ら調査，予測および評価し，その結果を公表するとともに住民や自治体などの意見を聴取し，専門的立場からその内容を審査することで，事業の実施に際して適正な環境配慮がなされるようにする一連の手続きをいう。環境影響評価ともいい，環境基本法第20条や環境影響評価法に規定されている。

＊ボールディング (Kenneth Ewart Boulding, 1910-93)
アメリカの経済学者。1960年代に，フラー (Buckminster Fuller, 1895-1983) らと「宇宙船地球号」の概念を提唱し，ボールディングは特に経済学の分野で，限りある資源の有効活用の必要性を主張した。著書は『地球社会はどこへ行く』など。

1隻の船にたとえ，宇宙船地球号（Spaceship Earth）という考え方を示した。宇宙飛行士である私たちは，その船の限りある地球環境をどのように活用し，守っていけばよいのだろうか。

　今，私たちに求められているのは，直面している様々な地球規模の環境問題を，「環境 対 人間」という対立する視点ではなく，「人間と環境がどのように共存するか」という視点からとらえて解決方法を模索し，日々の行動の判断基準とすることであり，それが環境倫理の目指しているものである。

② 環境倫理の3原則

* 加藤尚武（かとう・ひさたけ，1937〜）
日本の哲学者，倫理学者。ヘーゲル研究で有名である。

　環境倫理学は，自然保護運動の高まりとともに生まれた学問である。これを日本に紹介した倫理学者の加藤尚武*は主著『環境倫理学のすすめ』において，**環境倫理の3原則**を掲げている。彼は，環境倫理の考え方は，①**自然の生存権**，②**世代間倫理**（未来世代の生存可能性），③**地球全体主義**（地球有限主義）の3つに集約されるとした（表2-1）。

１ 自然の生存権

　動植物，山や川など，自然そのものにも生存の権利があるとする自然の生存権の考え方は，人間中心主義への批判から生まれている。人間中心ではなく自然中心にとらえようとする，いわば「自然中心主義」である。人間中心主義はほかの生物や自然を軽視しがちで，それが生態系のバランスを崩す原因にもなる。一方，生物や生態系，景観を含めた自然に生存権を認めることで，持続可能な生態系の維持が可能となり，長期的には人間にも恩恵がある。

　自然中心主義は，人間によって破壊された自然を保護する自然保護運動と直接結びつき，理論的根拠として多用された。しかし，「人間 対自然」という対立構造では，人間の周囲にある環境としての自然と安定的な関係を築くための視点は生まれない，という批判もある。

(Point)

●未来倫理
ドイツの哲学者ヨナス（Jonas, H., 1903-93）が主張したもので，人間は科学技術の影響について考え，自然破壊を止めるよう未来世代のために努力する義務と責任があるとする考え方。日本では「世代間倫理」のほうが浸透しているが，「未来倫理」を使用する国もある。

表2-1 **環境倫理の3原則**

3原則	内容
自然の生存権	動物や自然にも生存権を認める考え方
世代間倫理	現在世代は将来世代に責任を負っており，現在世代による環境破壊や資源の浪費は許されないとする考え方
地球全体主義	開発によって有限な資源を使い尽くすのではなく，その資源の有限性に配慮する責任があるとする考え方

2 世代間倫理

世代間倫理は，将来世代への責任として，現在世代の行為に制限をかける倫理である。ただし，「現在世代の利益 対 将来世代の利益」という対立構造ではなく，あくまで，「将来世代の利益」が「現在世代の利益」そのものであり，地続きによって達成されるものとする考え方である。SDGs（p.34参照）の「持続可能な（Sustainable）」という言葉は，この世代間倫理の考え方に基づいている。

3 地球全体主義

地球全体主義は，従来は「国益」のみを考えて行われてきた開発などの行為が，「地球全体の利益」になるかという視点から考えるべきだとする。なぜなら，地球は閉じられた空間であり，資源は有限だからである。しかし，前提として「地球全体の利益とは何か」を明らかにする必要があり，それもまた難しい問題である。

❸ 環境問題に対する国際社会の取り組み

ここで，現代社会が直面している重要な環境問題の1つである「地球温暖化」と，それに対する国際社会の取り組みについて見てみよう。

1 地球温暖化

①地球温暖化とは

私たちが住む地球は，太陽光により温められ，地球から宇宙へ逃げる熱を大気圏にある温室効果ガスが吸収し，つかまえておくことで，生活に適した温度に保つしくみがある（図2-2）。もし温室効果ガスがなければ，地球の表面温度はマイナス19℃という極寒の世界となるといわれている。温室効果ガスがあることで，地球の平均気温は約14℃に維持されている。

私たちはこれまで，石油や石炭などの化石燃料を大量に消費することで経済を発展させてきた。その結果，化石燃料の消費拡大により大気中の二酸化炭素（CO_2）濃度が高まり，さらに，食料需要の高まりによる家畜の増加や天然ガスの採掘量増加によるメタン（CH_4）濃度の上昇により温室効果ガスが増えすぎて，地球の温度が上昇し，**地球温暖化**問題が起きている（図2-2）。地球温暖化が進むと，南極など寒冷地の氷河が溶けて海面が上昇し，海抜の低い場所にある国や土地が水没するおそれがある。また，寒冷地にいる生物は行き場をなくし，生態系に影響を及ぼす。一方で，熱波や干ばつによる農作物への被害や，感染症の罹患率の上昇が起こる。

（Point）

●温室効果ガスの成分
主に二酸化炭素（CO_2），メタン（CH_4），フロンなど4ガス（HFCs，PFCs，SF_6，NF_3）からなり，日本における人為的な温室効果ガス総排出量の90％が二酸化炭素である（2022年）。

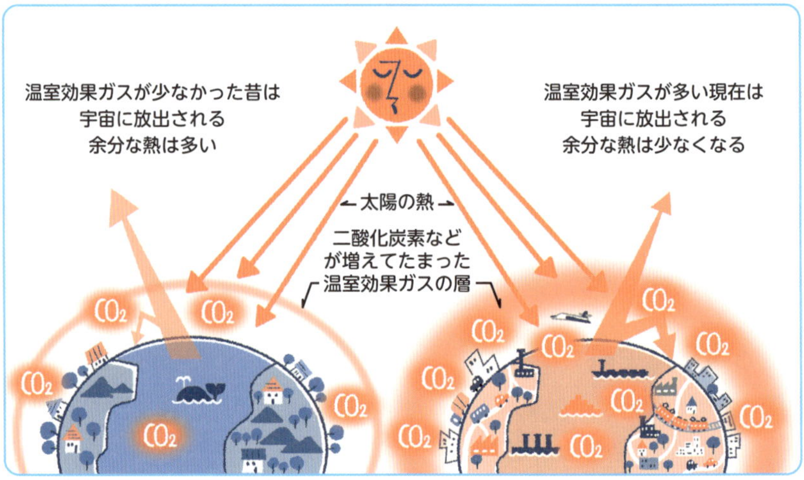

温室効果ガスが少なかった昔は
宇宙に放出される
余分な熱は多い

温室効果ガスが多い現在は
宇宙に放出される
余分な熱は少なくなる

←太陽の熱→

二酸化炭素など
が増えてたまった
温室効果ガスの層

図2-2 温室効果と温室効果ガス

＊国連気候変動枠組条約（UNFCCC）
大気中の温室効果ガス（二酸化炭素，メタンなど）の濃度の安定化を究極の目的とする条約。締約国は198か国・機関で，1994（平成6）年3月に発効した。日本では同年6月に「気候変動に関する国際連合枠組条約」を公布した。前文で「人間活動が大気中の温室効果ガスの濃度を著しく増加させてきていること，その増加が自然の温室効果を増大させていること並びにこのことが，地表及び地球の大気を全体として追加的に温暖化することとなり，自然の生態系及び人類に悪影響を及ぼすおそれがあることを憂慮し」，「過去及び現在における世界全体の温室効果ガスの排出量の最大の部分を占めるのは先進国において排出されたものであること」を踏まえ，「すべての国が，それぞれ共通に有しているが差異のある責任，各国の能力並びに各国の社会的及び経済的状況に応じ，できる限り広範な協力を行うこと及び効果的かつ適当な国際的対応に参加することが必要」と明言している。

＊カーボンニュートラル
温室効果ガスの排出量と吸収量を均衡させることで，温室効果ガス排出量を「実質ゼロ」とすること。吸収には植樹などによる「吸収」と，空気中の CO_2 を地中に埋めるなどする「除去」が含まれる。

②地球温暖化対策

　地球温暖化防止に向けた国際的な取り組みは，1992年5月の国連環境開発会議（地球サミット）において，**国連気候変動枠組条約（UNFCCC）**＊が採択されたことをきっかけに本格化した。

　この条約に基づき，1995年より毎年，**気候変動枠組条約締約国会議（COP）**が開催されることとなった。

　1997年12月に京都で開催された第3回締約国会議（COP3）では，温室効果ガス排出量の具体的な削減目標を定めた**京都議定書**が採択された（2005年発効）。京都議定書は先進国のみに温室効果ガス削減義務を課したものであったが，2015年12月の第21回締約国会議（COP21）で採択された**パリ協定**においては，先進国と開発途上国を区別することなく，すべての国が温室効果ガス排出量削減の取り組みに参加することとなった。京都議定書では「途上国」に分類され，削減目標が課されなかった中国は，いまや温室効果ガス排出量世界第1位であるが，第2位のアメリカと共にパリ協定を批准し，カーボンニュートラル＊の実現に向けた取り組みを進めている。

② 地球環境問題と国際協力

　私たちは今，地球温暖化のほかにもオゾン層の破壊，森林破壊と砂漠化，海洋汚染，種の絶滅と生物多様性の危機など様々な環境問題に直面している。これらは一つ一つが独立して起こっているものではなく，相互に関連し，影響し合っており，解決に向けた国際的な協力体制が強く求められている。多種多様な地球環境問題に対応するため，1972年以降，ほぼ10年に一度国際会議が開催され，地球環境問題への国際社会の取り組みが協議されている（表2-2）。

表2-2 **地球環境問題に関する国際会議**

会議の名称	開催年	主な成果
国連人間環境会議 （ストックホルム会議）	1972年	・スローガン「かけがえのない地球」 ・人間環境宣言採択 ・**UNEP（国連環境計画）**＊ 設立
国連環境計画（UNEP）管理理事会特別会合 （ナイロビ会議）	1982年	・ナイロビ宣言採択 ・先進国と開発途上国が環境と開発について同じ土俵で話す
国連環境開発会議 （UNCED，地球サミット）	1992年	・**国連気候変動枠組条約**採択 ・「アジェンダ21」採択
国連ミレニアム・サミット	2000年	・**MDGs**（ミレニアム開発目標）採択
持続可能な開発に関する世界首脳会議 （ヨハネスブルグ・サミット）	2002年	・「アジェンダ21」実施状況の点検および取組強化
国連持続可能な開発サミット	2015年	・「我々の世界を変革する：持続可能な開発のための2030アジェンダ」採択 ・**SDGs**（Sustainable Development Goals，持続可能な開発目標）採択

＊ UNEP（国連環境計画）
United Nations Environment Programme。地球環境問題に対応する国連の主要な機関。ストックホルム会議で採択された「人間環境宣言」および「環境国際行動計画」を実行に移すための機関として設立された。気候変動，災害・紛争，生態系管理，環境ガバナンス，化学物質・廃棄物，資源効率性，環境レビューの7分野を中心に，環境政策や国際協力の推進を図る。

コラム　**MDGs（ミレニアム開発目標）**

　MDGs（Millennium Development Goals）は，2000年9月にニューヨークで開催された国連ミレニアム・サミットで採択された「国連ミレニアム宣言」に基づくものである。主に開発途上国を対象とした8つのゴールを掲げ，国際社会の共通課題としての取り組みを推進した。達成期限の2015年までに一定の成果をあげ，後継の「持続可能な開発のための2030アジェンダ」に引き継がれている。

●8つの目標とターゲット

1. 目標1：極度の貧困と飢餓の撲滅
   1日1ドル未満で生活する人々の割合を半減させる，など
2. 目標2：初等教育の完全普及の達成
   すべての子どもたちが初等教育の全課程を修了できるようにする
3. 目標3：ジェンダー平等の推進と女性の地位向上
   すべての教育レベルで男女格差を解消する
4. 目標4：乳幼児死亡率の削減
   5歳未満の幼児の死亡率を3分の2引き下げる
5. 目標5：妊産婦の健康の改善
   妊産婦の死亡率を4分の3引き下げる，など
6. 目標6：HIV／エイズ，マラリア，その他の感染症のまん延防止
   HIV/エイズ，マラリアその他の主要な疾病のまん延の阻止・減少
7. 目標7：環境の持続可能性の確保
   生物多様性の損失率を大幅に引き下げる，など
8. 目標8：開発のためのグローバルなパートナーシップの推進
   後発開発途上国，内陸開発途上国および小島嶼開発途上国の特別なニーズに取り組む，など

1 | 地球環境問題　**33**

2 SDGs—持続可能な開発目標

❶ SDGsの概要

1 SDGsとは

　SDGs（Sustainable Development Goals；**持続可能な開発目標**）は，2015年に国連持続可能な開発サミット（p.33参照）で採択された「我々の世界を変革する：持続可能な開発のための2030アジェンダ」の中心となる行動計画であり，2030年までの15年間に国際社会が取り組むべき **17のゴール**（目標，図2-3）と **169のターゲット**（達成基準）を示したものである。2015年に期限を迎えたMDGs（ミレニアム開発目標）の達成評価を踏まえ，その後継として採択された。

　SDGsは，「持続可能な（Sustainable）」という名称が示すように，環境倫理の3原則の一つである「世代間倫理」（p.31）を基盤としている。SDGsは，自然環境をはじめ，深刻さを増す様々な地球レベルの問題に対し，国際社会が出した1つの答えである。

　SDGsは開発途上国だけでなく，先進国自身が取り組むべきユニバーサル（普遍的）な目標として位置づけられ，地球上の「**誰一人として取り残さない**（leave no one behind）」ことを宣言している点が大きな特徴である。

> **（Point）**
> ●ゴールとターゲット
> ゴールは「2030年のあるべき姿」を，ターゲットは「2030年までに達成する具体的目標」が示されている。また「指標」として，その目標達成度を測るための232の具体的数値も設定されている。それぞれはたとえば，「ゴール7」「ターゲット7.1」「指標7.1.2」のように表記する。

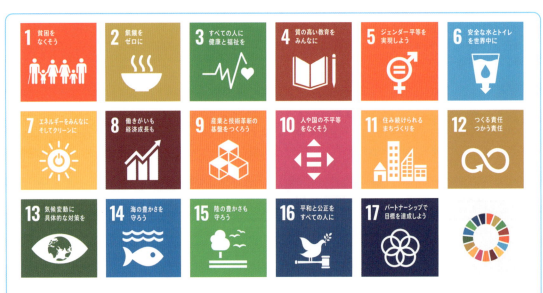

出典／国際連合広報センター：2030アジェンダ．https://www.un.org/sustainabledevelopment/（最終アクセス日：2024/7/11）
　The content of this publication has not been approved by the United Nations and does not eflect the views of the United Nations or its officials or Member States.

図2-3 **SDGsの17のゴール（目標）**

2 日本のSDGsへの取り組み

日本政府は，SDGsにかかわる施策の実施のために，2016（平成28）年5月，全国務大臣を構成員とする「持続可能な開発目標（SDGs）推進本部」を設置した。同本部は，SDGsの目標達成のための中長期的国家戦略として同年12月に「**SDGs実施指針**」を決定し，SDGsの17のゴールのうち，日本が特に注力すべき**8つの優先課題**（表2-3）を設けた。この8つの優先課題の実現を目指し，政府や自治体，企業，各種団体が，様々な形でSDGsの取り組みに参加している。

また，「SDGs実施指針」に基づいて，SDGs達成に向けた政府の具体的施策をとりまとめた「**SDGsアクションプラン**」も策定されている。2018（平成30）年度から毎年更新されており，その年に重点的に取り組むべき内容が明示されている点に特徴がある（表2-4）。

2023（令和5）年には「SDGs実施指針」が4年ぶりに改定され，地球規模への取り組みを強化すべく，新たに**5つの重点事項**が掲げられた（表2-5）。

●日本国内のSDGs取り組みの現状と評価

各国のSDGs達成度は，国連の「持続可能な開発目標（SDGs）報告書」で毎年公表されている。日本のSDGs達成度ランキングは，2024年6月に発表された『SDGs報告書2024』によると，167か国中18位と前年より3ランク上昇した。『SDGs報告書』では，達成度スコア*により，取り組み状況を17の目標ごとに「達成済み」「課題が残る」「重要な課題がある」「深刻な課題がある」の4段階で評価し，日本は「達成済み」1つ，「課題が残る」5つ，「重要な課題がある」6つ，「深刻な課題がある」5つだった。

日本が「深刻な課題がある」と評価された目標と，低評価となった要因は次のようなものである。

- 目標5「ジェンダー平等を実現しよう」：国会議員（衆院議員）の女性比率の低さと男女の賃金格差
- 目標12「つくる責任，つかう責任」：プラスチックごみの輸出量や電子ごみ*の多さ

表2-3 日本が特に注力すべき8つの優先課題（SDGs実施指針）

❶あらゆる人々が活躍する社会・ジェンダー平等の実現
❷健康・長寿の達成
❸成長市場の創出，地域活性化，科学技術イノベーション
❹持続可能で強靭な国土と質の高いインフラの整備
❺省・再生可能エネルギー，防災・気候変動対策，循環型社会
❻生物多様性，森林，海洋等の環境の保全
❼平和と安全・安心社会の実現
❽SDGs実施推進の体制と手段

---

*達成度スコア
17の各目標に複数の指標を設定し，達成目標値と下限値を定め，何%に達したかで，SDGs目標達成度をスコアとして数値化する。たとえば，目標4「質の高い教育をみんなに」では，評価指標は初等教育就学率や識字率，高等教育進学率など8項目からなり，識字率であれば目標達成値100%，下限値45.2%の範囲の中で，その国の識字率がどこに位置するかを数値化したものがスコアとなる。

*電子ごみ
コンピュータ，携帯電話，テレビ，冷蔵庫，エアコンをはじめ，バッテリーや電気・電子回路を搭載している電気製品や電子機器の廃棄物の総称。製品の中に有害物質が含まれていること，人工では作り出せない貴重な金属（金，銀，銅などの貴金属，リチウムやコバルトなどのレアメタル）が含まれていることが特徴である。

表2-4 「アクションプラン2023」の概要

People 人間：多様性ある包摂社会の実現とウィズ・コロナの下での取り組み

- あらゆる分野での女性の活躍を推進する
- 子供の貧困対策や持続可能な開発のための教育（ESD）＊を推進し，次世代のさらなる取り組みを喚起するなど，人への投資を行う
- 外国人との共生社会の実現に向けた環境整備を一層推進する
- グローバルヘルス戦略に基づき，パンデミックを含む公衆衛生危機に対するPPR（予防・備え・対応）を強化する
- より強靱，より公平，より持続可能なユニバーサル・ヘルス・カバレッジ（UHC）＊の達成に向けた取り組みを推進する

Prosperity 繁栄：成長と分配の好循環

- 「デジタル田園都市国家構想＊」の実現を通じ，地域の個性を活かしながら，地方を活性化し，持続可能な経済社会の実現に取り組む
- 国内外の社会課題解決やイノベーションを促すため，日本企業と海外スタートアップ（先進的なアイデアや技術により新規事業を展開する企業など）とのオープンイノベーション＊を推進する
- 複数の地方公共団体が連携して実施する脱炭素化やデジタル化に関する取り組みを支援し，地方におけるSDGs達成に向けた取り組みを加速する
- 「熊本水イニシアティブ」に基づき，気候変動適応策・緩和策を両立するハイブリッド技術を活用した「質の高いインフラ」整備の取り組みを推進する

Planet 地球：人類の未来への貢献

- 経済・社会・産業の大変革である，GX（グリーントランスフォーメーション）＊推進のためのロードマップの検討を加速化する
- 地域脱炭素の推進のための交付金等を通じ，2050年を待つことなく前倒しでカーボンニュートラル達成を実現する脱炭素先行地域を，2030年度までに少なくとも100か所創出する
- 食品ロス量を2030年までに489万トンまで低減することを目標に，持続可能な生産・消費を促進する

Peace 平和：普遍的価値の遵守

- アフリカにおけるSDGsの各ゴールに関連する取り組みに対し，モニタリングやフォローアップを実施する
- 子どもに対する暴力を撤廃するため，地方公共団体におけるいじめ問題等への対応を支援するとともに，グローバルな取り組みにも参画する
- 総合法律支援の充実や日本法令の外国語訳等により，国際取引の円滑化や外国人を含むすべての人の司法アクセスの確保を図る

Partnership パートナーシップ：官民連携・国際連携の強化

- SDGs推進円卓会議を中心に，国内外のあらゆる関係者との連携を促進・強化する。また，SDGグローバル指標に関する情報を発信する
- ODA（政府開発援助）の一層の戦略的活用を図る観点から，2023年前半を目処に開発協力大綱を改定する
- SDGサミットや持続可能な開発のための国連ハイレベル政治フォーラム（HLPF）等の議論に積極的に貢献する

資料／SDGs推進本部：SDGsアクションプラン2023；SDGs達成に向け，未来を切り拓く，2023．https://www.kantei.go.jp/jp/singi/sdgs/dai13/sdgs_actionplan2023.pdf（最終アクセス日：2024/10/4）

＊持続可能な開発のための教育（Education for Sustainable Development；ESD）
現代の社会問題を自らの課題として主体的にとらえ，身近なところから課題解決に取り組むことで，新たな価値観の醸成や行動の変容等をもたらし，持続可能な社会の実現を目指して行う学習・教育活動であり，持続可能な社会の創り手を育成する教育をいう。

＊ユニバーサル・ヘルス・カバレッジ（UHC）
WHO（世界保健機関）が目標として掲げる「すべての人が，十分な質の保健医療サービスを，必要なときに負担可能な費用で受けられる状態」を指す。

＊デジタル田園都市国家構想
地方の人口減少・少子高齢化，過疎化，産業空洞化といった課題を解決するため，デジタル技術を活用し，地域の個性を活かしながら地方社会課題の解決，魅力向上を実現し，地方活性化を加速しようという構想。

＊オープンイノベーション
企業などの組織が，自社の知識や技術に，外部組織や機関などが持つ知識や技術を取り込むことで，組織改革や技術革新へつなげることをいう。

＊GX（グリーントランスフォーメーション）
温室効果ガスを発生させる化石燃料に依存する産業・社会構造から，太陽光発電や風力発電などのクリーンエネルギー中心に転換すること。

表2-5 SDGs実施指針（2023年改定）

❶持続可能な経済・社会システムの構築
❷「誰一人取り残さない」包摂社会の実現
❸地球規模の主要課題への取り組み強化
❹国際社会との連携・協働
❺平和の持続と持続可能な開発の一体的推進

・目標13「気候変動に具体的な対策を」：化石燃料の燃焼およびセメント製造にともなう二酸化炭素（CO_2）排出量と輸入に組み込まれた温室効果ガス排出量の多さ
・目標14「海の豊かさを守ろう」：水質汚染度や魚の乱獲
・目標15「陸の豊かさも守ろう」：淡水生態系や絶滅危惧種の保護遅延

❷ 医療および福祉とSDGs

SDGsの17のゴールのうち，「3. すべての人に健康と福祉を」は医療と福祉に特に関連が深い。これに含まれるターゲット（達成基準）は表2-6のとおりである。

表2-6 「3. すべての人に健康と福祉を」のターゲット（達成基準）

3.1	2030年までに，世界の妊産婦の死亡率を出生10万人当たり70人未満に削減する。
3.2	すべての国が新生児死亡率を少なくとも出生1000件中12件以下まで減らし，5歳以下死亡率を少なくとも出生1000件中25件以下まで減らすことを目指し，2030年までに，新生児及び5歳未満児の予防可能な死亡を根絶する。
3.3	2030年までに，エイズ，結核，マラリアおよび顧みられない熱帯病といった伝染病を根絶するとともに肝炎，水系感染症およびその他の感染症に対処する。
3.4	2030年までに，非感染性疾患による若年死亡率を，予防や治療を通じて3分の1減少させ，精神保健および福祉を促進する。
3.5	薬物乱用やアルコールの有害な摂取を含む，物質乱用の防止・治療を強化する。
3.6	2020年までに，交通事故による死傷者を半減させる。
3.7	2030年までに，家族計画，性と生殖に関する健康の国家戦略への組み入れなどを含む，性と生殖に関する保健サービスをすべての人々が利用できるようにする。
3.8	すべての人々に対する財政リスクからの保護，質の高い基礎的な保健サービスへのアクセスおよび安全で効果的かつ質が高く安価な必須医薬品とワクチンへのアクセスを含む，ユニバーサル・ヘルス・カバレッジ（UHC）を達成する。
3.9	2030年までに，有害化学物質，ならびに大気，水質および土壌の汚染による死亡および疾病の件数を大幅に減少させる。
3.a	すべての国々において，たばこの規制に関する世界保健機関枠組条約の実施を適宜強化する。
3.b	主に開発途上国に影響を及ぼす感染性および非感染性疾患のワクチンおよび医薬品の研究開発を支援する。（以下省略）
3.c	開発途上国，特に後発開発途上国および小島嶼開発途上国において保健財政および保健人材の採用，能力開発・訓練および定着を大幅に拡大させる。
3.d	すべての国々，特に開発途上国の国家・世界的規模の健康危険因子の早期警告，危険因子緩和および管理のための能力を強化する。

2 | SDGs—持続可能な開発目標 **37**

●日本の現状

『SDGs報告書2024』によれば，目標3「すべての人に健康と福祉を」の現状ついて，日本は「課題が残る」と評価された。

日本は国民皆保険制度が整い，世界有数の長寿国である。また，2021年の日本の5歳未満児死亡率は出生数1000人当たり2人，新生児死亡率は出生数1000人当たり1人（『世界子供白書2023』）であり，先進国のなかでも低い数値を維持している。さらに，交通事故対策として，各自動車メーカーが中心となり，自動運転技術開発などによる死傷者減少にも取り組んでいる。

しかしその一方で，2022（令和4）年末時点での累計HIV感染者数は2万3863人，累計AIDS患者数は1万558人にのぼり，新規感染者数は減少傾向にあるとはいえ，いまも多くの感染者を抱える現状がある（『令和4年エイズ発生動向年報』）。また，新型コロナウィルス感染症が流行した際には，ワクチンやマスクの供給不足や，途上国支援が途絶えるなどの事態も起こった。

③ 看護とSDGs

看護職は，専門職としてSDGsの実現に大きな役割を担っている。看護職能団体である日本看護協会は，SDGsの17のゴールのうち「3 すべての人に健康と福祉を」「5 ジェンダー平等を実現しよう」「8 働きがいも経済成長も」と関連づけた重点政策を「日本看護協会SDGs宣言」として掲げている＊。

＊日本看護協会ホームページ「日本看護協会のSDGs実現に向けた取組み」https://www.nurse.or.jp/home/about/jna_sdgs/index.html（最終アクセス日：2024/10/3）から引用

重点政策1．全世代の健康を支える看護機能の強化
  1-1．看護提供体制の構築
  1-2．地域における健康・療養支援体制の強化に向けた取り組み
  1-3．地域における看護職の確保と活躍推進
重点政策2．専門職としてのキャリア継続の支援
  2-1．看護職の働き方改革の推進
  2-2．看護職のキャリア構築支援
  2-3．看護職の生涯学習支援体制の構築
重点政策3．地域における健康と療養を支える看護職の裁量発揮
  3-1．看護の専門性の発揮に資するタスク・シフト／シェアの推進
  3-2．特定行為に係る看護師の研修制度の活用推進
  3-3．資格認定者の養成戦略の検討
重点政策4．地域の健康危機管理体制の構築

4-1. 感染症拡大および災害発生時における看護提供体制の整備

4-2. 本会のBCP（事業継続計画）の策定

　日本看護協会は，この宣言をSDGsの実現目標年である2030年まで，4つの重点政策をSDGsの3つのゴールと関連づけて活動している。

章末問題

1. 環境倫理の3原則は①【　❶　】，②世代間倫理，③地球全体主義（地球有限主義）である。

2. 化石燃料の消費拡大による大気中の二酸化炭素（CO_2）濃度やメタン（CH_4）濃度の上昇で【　❷　】が増加したことが，地球温暖化の要因といわれている。

3. 1992年5月に採択された【　❸　】条約により，地球温暖化防止に向けた国際的な取り組みが本格化した。

4. 【　❸　】条約に基づき，1995年より毎年，【　❹　】が開催されることとなった。

5. 1997年12月に開催された第3回【　❹　】においては，温室効果ガス排出量の具体的な削減目標を定めた【　❺　】が採択された。

6. 2015年12月に開催された第21回【　❹　】で採択された【　❻　】においては，先進国と途上国を区別することなく，すべての国が温室効果ガス排出量削減の取り組みに参加することとなった。

7. 2000年の国連ミレニアムサミットで【　❼　】が採択された。

8. 【　❽　】は2015年，国連持続可能な開発サミットで採択された。

9. 【　❽　】は，2030年までの15年間に取り組むべき17の【　❾　】と169の【　❿　】によって構成される。

10. 日本政府は，SDGsにかかわる施策の実施について，2016（平成28）年5月に全国務大臣を構成員とする【　⓫　】を設置した。

11. 【　❽　】実施指針に基づいて，その達成に向けた政府の具体的施策をとりまとめたものとして【　⓬　】も策定され，2018（平成30）年度から毎年更新されている。

12. SDGsの17のゴールのうち，医療および福祉に特に関連が深いのが「3.【　⓭　】」である。

13. 「3.【　⓭　】」のターゲット3.1では，2030年までに，世界の妊産婦の死亡率を出生10万人当たり【　⓮　】人未満に削減することを掲げている。

14. 「3.【　⓭　】」のターゲット3.6では，2020年までに，世界の道路交通事故による死傷者を【　⓯　】させることを掲げている。

▶答えは巻末

第3章

宗教と文化

　日本人に信仰について尋ねると，無宗教と答える人が多いといわれる。それでも，私たちは正月に神社仏閣へ初詣に行ったり，災害や病気などのときに祈願したりすることを，文化的な慣習として行っている。

　インバウンド（訪日外国人旅行）の増加などにより，医療の場では，様々な宗教背景をもつ人々に対応する機会が増えている。宗教によっては，アルコール消毒や輸血の是非，入院時の食事内容などに，禁忌事項が含まれていることもある。

　この章では，世界三大宗教といわれるキリスト教，イスラーム（イスラム教），仏教に焦点をあて，成立の背景と主な教義，展開の過程を概観する。

1 世界の主な宗教

世界には多くの宗教がある。宗教の種類や分布地域，人口割合について概観していく。

❶ 宗教の分布

アメリカやヨーロッパ，オセアニア*をはじめ，世界に広く分布しているのが**キリスト教**である。また，中東地域や北アフリカを中心に，インドネシアやマレーシアなどの地域にも広がるのが**イスラーム（イスラム教）**である。そして，中国や日本などの東アジア地域を中心に，東南アジアや南アジアに広がっているのが**仏教**である（図3-1）。

このほか，インドやネパールで信仰されている**ヒンドゥー教**，イスラエルで信仰されている**ユダヤ教**についても，歴史的背景を交えながら見ていこう。

❷ 宗教人口の割合

世界の総人口の約32％を占めるのが世界最大勢力であるキリスト教である。次いで，2位のイスラーム，3位のヒンドゥー教，4位の仏教と続く（図3-2）。

今後は，世界人口の変化により，世界の宗教構造も変化するといわれている。アメリカの調査機関ピュー・リサーチ・センター（Pew Research Center）によれば，2060年までにはイスラームとキリス

*オセアニア（Oceania）
6大州の1つで，一般的にはオーストラリア連邦をはじめ，ニュージーランドやトンガ王国など16か国および25の保護領を指す。

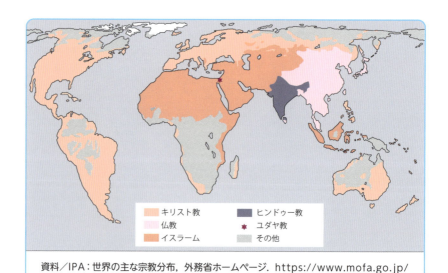

図3-1 宗教の分布図

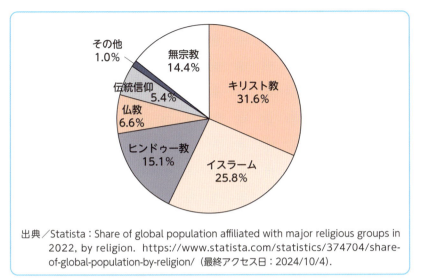

出典／Statista：Share of global population affiliated with major religious groups in 2022, by religion. https://www.statista.com/statistics/374704/share-of-global-population-by-religion/（最終アクセス日：2024/10/4）．

図3-2 宗教人口の割合（2022年推計）

ト教がそれぞれ約30％とほぼ同数になり，その後はイスラームの信者が世界で最も多くなると予想されている．また，ヒンドゥー教信者も増加が見込まれている．

一方で，**無宗教**＊の人口も約15％とかなりの数にのぼり，特に中国，韓国，日本，チェコなどで無宗教の占める割合が高いことが明らかになっている．

③ 宗教の分類

宗教は，**世界宗教**，**民族宗教**，**部族宗教**の大きく3つに分類される．それぞれの特徴などは 表3-1 のとおりである．

表3-1 宗教の分類

分類	特徴	具体例
世界宗教	・民族・文化・国境を超え，普遍的な思想をもち，世界中で信仰される ・特定の民族や地域に限定されない普遍的な思想をもつ ・創始者が明らかで，一定の教義・聖典をもつ	キリスト教 イスラーム 仏教
民族宗教	・特定の地域・民族でのみ信仰される ・口伝や習慣を通じて信仰が伝えられる	ユダヤ教 ヒンドゥー教 神道など
部族宗教	・民族より小さい単位の部族内で信仰される ・自然や祖先を崇拝することが多い ・教祖や聖典はない	呪物崇拝（フェティシズム） 自然物崇拝 アニミズム＊

＊無宗教
　無宗教は神の存在を必ずしも否定するものではなく，特定の宗教に属していないという意味で使われることが多い．神が存在しないことを主張する無神論とは異なる．

＊アニミズム（animism）
　ラテン語で「霊魂」を意味するアニマ（anima）から作られた用語で，人間，動植物，無生物を問わず，すべてのものに霊魂ないし霊が認められると考える信仰体系の1つ．

2 キリスト教

キリスト教は，古代イスラエル民族の宗教であるユダヤ教から生まれた宗教である。そこでユダヤ教，キリスト教の順に成立の背景や教義を概観する。

① ユダヤ教

① 背景

①モーセの出エジプト

紀元前1500年頃，遊牧の民であったイスラエル人*は，預言者**アブラハム**と唯一神**ヤハウェとの契約***によりカナン（現在の**パレスチナ**）に定住したといわれている。その後，一部のイスラエル人は飢饉を逃れるためエジプトへと移住したが，エジプト王の圧政により奴隷状態に陥った。アブラハムは預言者モーセとともに，イスラエル人を引き連れてエジプトを脱出し（**出エジプト***），その際にモーセは，神の民にふさわしい生き方の指針として，**モーセの十戒**を神から授けられたとされている（表3-2）。

第1〜4戒は神への義務という宗教的意味を，第5〜10戒は人間社会における義務という道徳的意味をもっているとされる。ユダヤ教では，この「十戒」を筆頭に数多くの律法（トーラー）が示され，これを**律法（トーラー）主義**とよぶ。

②祖国の滅亡とユダヤ教

出エジプトの成功は「神ヤハウェによる救済」であると信じ，イスラエルの民もまた，神の民となる**契約**をした。

ヤハウェ信仰で結ばれた諸部族から成る古代イスラエルの民は，カナン（パレスチナ）の地に定着し，紀元前10世紀には中央集権的な**ヘブライ王国**を成立させたものの，やがて南北に分裂した（図3-3）。

---

*イスラエル人
「イスラエル人」は当時の自民族のよび方であり，他民族からは「ヘブライ人」とよばれていた。また，紀元前6世紀のバビロン捕囚以降は，ユダ族を中心とする人々がユダヤ教信仰の中心を担ったことから，「ユダヤ人」ともよばれるようになった。

*ヤハウェとの契約
「あなたの子孫に，わたしはこの地を与える」（『旧約聖書 創世記』より）。

*出エジプト
モーセがエジプトを脱出するとき，紅海が2つに割れ，海底が現れたといわれる（モーセの海割り）。

表3-2 **モーセの十戒**

第1戒	あなたには，わたしをおいて，ほかの神があってはならない。
第2戒	あなたは，いかなる偶像も造ってはならない。
第3戒	あなたは，あなたの神，主の名をみだりに唱えてはならない。
第4戒	安息日を心に留め，これを聖なる日とせよ。
第5戒	あなたの父母を敬え。
第6戒	殺してはならない。
第7戒	姦淫してはならない。
第8戒	盗んではならない。
第9戒	あなたの隣人に対し，偽りの証言をしてはならない。
第10戒	あなたの隣人の家を欲してはならない。

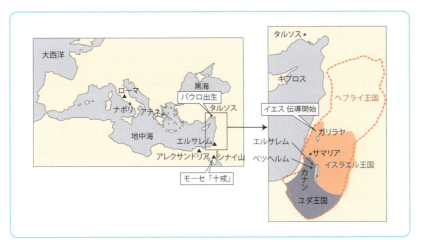

図3-3 **ユダヤ教の形成**

紀元前722年には北の**イスラエル王国**，次いで紀元前586年には新バビロニアのネブカドネザル2世によって南の**ユダ王国**が滅亡した。ユダ王国滅亡の際には，多くの人々がエルサレムを追われ，バビロンに連行された（**バビロン捕囚**）。

祖国が滅亡し，神の加護の象徴であった神殿も破壊されたユダヤ人は，「本当にヤハウェ神は自分たちを護ってくださるのか」とヤハウェ信仰への疑義を強めたが，民族消滅の危機にさらされるなか，信仰のあり方を振り返り，神の救済を信じて律法を厳しく守ることを自らに課し，民族の団結を保ちつづけた。

安息日＊や**割礼**，**食物規制**＊といったユダヤ教の中心となる生活習慣が定着し，祈りや学びの対象は神殿という「物」から，**律法（トーラー）** へと変化した。こうして，現在のユダヤ教が確立していった。

2 教え

ヤハウェを唯一の神と信じ（**一神教**），ユダヤ人をこの神によって特別な約束が与えられた民とする**選民思想**や，神ヤハウェはこの世の終末をもたらすが，救世主（メシア）が出現することで受難のユダヤ人が救われるとする**救世主（メシア）思想**に立つ。

他の民族からの圧迫など，数々の歴史的苦難のなかで信仰がはぐくまれた過程が克明に描かれた『**旧約聖書**』を教典としている。「モーセの十戒」などもこの『旧約聖書』に収められており，人（王）から支配されるのではなく，神から授けられた掟（律法［トーラー］）を皆が共通して守っていくことで，民族の団結や秩序を維持しようとするのがユダヤ教の基本的な姿勢である。したがって，ユダヤ人であるためには神から授けられた掟を固く守ることが条件とされ，神の意志

＊**安息日**
ユダヤ教では金曜日の日没〜土曜日の日没が聖なる日（シャバット）と定められ，一切の労働が禁じられる。神が天地創造の7日目に休息をとったという聖書の教えに基づく。家族と共に過ごし，シナゴーグ（礼拝所）で礼拝する。

＊**食物規制**
ユダヤ教では主に旧約聖書に基づいて，食べてよい食物と食べてはいけない食物が定められている（コーシャとよばれる）。食べてはいけない食物の例：
・豚，馬，うさぎ，熊など
・甲殻類（エビ，カニなど），貝類　など

に従う厳格な**律法（トーラー）主義**を守る。

③ 展開

　ユダヤ人は，バビロン捕囚，そして紀元前1世紀にはローマ帝国による征服によって世界中に**離散（ディアスポラ）**した。また，中世以降はキリスト教により差別や迫害に遭い，第二次世界大戦中にはナチス＝ドイツによるホロコースト（大虐殺）に至った。様々な苦難を経て1948年，国連決議によって，念願だったユダヤ人の国**イスラエル**の建国に成功したが，迫害や離散という過去の記憶が，ユダヤ人に「イスラエルという国を守る」という強い想いを抱かせている。

　一方，従来パレスチナの地に定住していた多くのアラブ人たちは，イスラエル建国により土地を奪われ，周辺のアラブ諸国へ避難し，難民となった。パレスチナをめぐるユダヤ人とアラブ人との民族対立は現在まで続いている。

② キリスト教

① 背景

　ユダヤ教の厳格な律法（トーラー）主義は，しだいに「律法に従えばいい」とする形式主義に陥り，律法を守ることのできない者を「罪人」として扱い，差別する風潮があった。

　このような中で「**神への愛**」「**隣人愛**」を説いたのが**イエス**である。イエスはユダヤ教徒であり，弟子たちからラビ＊とよばれていたが，ユダヤ教を批判したため，人々を扇動する反逆者として捕らえられ，十字架に架けられた。イエスの死後，その弟子ペテロたちが中心となり，「イエスは**救世主（キリスト）**＊として遣わされた神の子であり，その犠牲に満ちた死により人々の贖罪を果たした」，「神により復活したキリストを信じるものはその罪を赦される」とする信仰が生まれた。**キリスト教**の成立である。

② 教え

　キリスト教は神を「愛の神」ととらえ，その愛（**アガペー**＊）は無償，無差別の奉仕的な愛だと考える。律法主義が支配的であった当時のユダヤ人社会においては，異邦人や罪人，病人などは差別され，排除される存在であった。

　目の前にある弱肉強食の現実社会を支配するのが王であるならば，イエスは目に見えない平等な心の世界に降り立った救世主であり，自ら出向いて徹底的に弱き者に寄り添う存在とされた。

＊ラビ
　ユダヤ教の宗教指導者，聖職者のような存在であり，律法を説く教師の敬称。

＊救世主（キリスト）
　「イエス＝キリスト」すなわち「救世主イエス」という言葉は，キリスト教の信仰を端的に言い表した言葉といえる。

＊アガペー
　古代ギリシャ語で見返りを求めない無償の愛，キリスト教の神の愛を指す。不完全な人間が完全なる美や善を求める愛はエロース（思慕），相手が善である場合に成立する好意はフィリア（友愛）とよばれる。

46

イエスの最初の教えといわれる「山上の垂訓」に「自分の貧しさを知る者は幸いである。天の国はその人たちのものである」という有名な一節がある。この「貧しさ」とは，経済的に貧しいという意味ではなく，人が誰でももっている「心のありようの不完全さ」を指し，自分が不完全であることを知っている者は，他の者と手を携える幸福を知ることができると説いている。

また，「愛」とは「赦し」であるとして，誰もが神から愛されている存在であり，憐みの心や，慈愛，謙遜，寛容といった心を身につけよと教えている。イエスはすべての人を赦し，受け入れることを説き，イエスによりもたらされる神の教えは福音*とよばれた。

ユダヤ教から受け継いだ『旧約聖書』と，イエスの教えを中心とする『新約聖書*』の両方がキリスト教の教典である。

③ 展開

イエス自身の布教活動はパレスチナに限られていた。イエスの死後，弟子のペテロや**パウロ**をはじめとする使徒たちがエルサレムを中心に宣教活動を行い，やがてギリシャやローマ世界に波及し，キリスト教は世界宗教への道を歩んだ。

5世紀に入るとキリスト教はローマ帝国によって国教化されることとなり，正統な教義の確立が求められた。ギリシャ哲学によってキリスト教の真理を説明する**神学**の確立とともに，**原罪***や**三位一体***などキリスト教の重要な考え方が示されたのはこの頃である。尽力したのは**教父***であり，中でも**アウグスティヌス***は最大の教父とよばれた。

その後，13世紀頃にキリスト教は全盛期を迎える。中世ヨーロッパにおいて，ローマ・カトリック教会は国家を超越する絶大な権威をもつ存在であった。大聖堂や修道院の付属学校（スコラ）で研究され，教授された哲学・神学は**スコラ哲学**とよばれ，伝統的哲学（特にアリストテレス哲学）をキリスト教信仰に調和させて解釈し，理性的な教義学の体系をつくろうとするものであった。

スコラ哲学を完成させたのが，『**神学大全**』を執筆した**トマス＝アクィナス***である。トマス＝アクィナスは，神学をすべての学問の上位におき，スコラ哲学として神中心に体系化することに成功した。

---

*福音
喜ばしい知らせ，良い知らせの意味。

*新約聖書
四福音書，書簡（パウロの書簡など），黙示録（ヨハネの黙示録）などから成る。四福音書は，マルコ，ルカ，マタイ，ヨハネから構成され，誕生から受洗，宣教，奇跡，受難，復活というイエスの生涯が福音として記されている。

*原罪
アダムとイブが禁断の木の実を食べ，神の命に背いた罪。アダムの子孫である人類は，この人類最初の罪を負うとするキリスト教の教義のひとつ。

*三位一体
キリスト教において父（神）と子（キリスト）と聖霊の三位が元は一体であり，唯一の神が3つの姿となって現れたものとする教え。

*教父
古代から中世初期，2～8世紀ごろのキリスト教著述家のうち，正統な信仰をもち，聖なる生涯を送り，教会に公認された神学者を指す。

*アウグスティヌス
(Augustinus, A., 354-430) 西ローマ帝国時代の教父，神学者，哲学者。人間は悪へと向かう原罪を備えており，それを救うのは神の恩寵のみであると説いた。また，「知恵」「勇気」「節制」「正義」というギリシャの四元徳の上に「信仰」「希望」「愛」というキリスト教の三元徳を位置づけ，七徳の体系を完成させた。

*トマス＝アクィナス(Thomas Aquinas, 1225 ? -74)
イタリアの神学者，哲学者。代表的な著作『神学大全』は，神の存在と教会の正当性を論証する大著として，後世のキリスト教に大きな影響を与えた。

第3章 宗教と文化

3 イスラーム

*イスラーム
「神への絶対的帰依」という意味である。

イスラーム*（イスラム教）はキリスト教に次いで信徒数が多く，ユダヤ教，キリスト教とともに唯一神をもつ宗教である。唯一神アッラー（Allah）への絶対的服従を説くイスラームがどのような背景で生まれ，その教えがどのように発展したのかを概観していく。

① 背景

①イスラームの誕生

*乾燥帯
気候帯の1つ。1年間の降水量が少なく，植物の生育が難しい。

アラビア半島のアラブ人は遊牧生活を営み，乾燥帯*の過酷な気候のなかで「血のつながり」が重んじられる部族社会*を形成していた。

*部族社会
血縁関係を基盤に形成される社会であり，家族や親族が集まり1つの部族を構成する。固い結束で結ばれる一方で，部族間の争いもしばしば起こった。

5世紀頃，**クライシュ族**がメッカ*に移住し，商業を発展させ，メッカは商業都市として繁栄した。しかし一方では，富が一部の人に集中して貧富の格差が拡大し，伝統的な相互扶助の精神を基盤とする部族社会が崩壊し，宗教と社会の改革が急務となった。

*メッカ
現在のサウジアラビア中西部にあるイスラームの聖地。いまも，イスラーム教徒以外の立ち入りは許されていない。

クライシュ族の名門ハーシム家に生まれ，メッカで商人として活動していた**ムハンマド**は，メッカ郊外のヒラー山の洞窟で神の啓示*を受け，**預言者**としてそれを人々に伝えるようになり，ここにイスラームが誕生した。ムハンマドは信者の平等，孤児や貧者の救済を説き，部族を超えた**宗教社会**を目指した。

*神の啓示
「起きて，警告せよ」という天使の声を聞いたとされる。

②聖遷と聖地誕生

しかし，ムハンマドは部族の宗教であった多神教とその偶像崇拝に反対したことから，大商人などの支配者層から激しい迫害を受けた。

*メディナ
メッカとならぶイスラームの2大聖地の一つ。ムハンマドの墓がある「預言者のモスク」は，収容人員100万人とされる。

そこで622年，ムハンマドは彼を預言者と認める人たちが多く住んでいた**メディナ***（マディーナ）に難を逃れて移住した（**聖遷**［ヒジュラ]）*。

*聖遷
聖遷の行われた622年は，後に「イスラーム暦（ヒジュラ暦）元年」とされた。

その後，ムハンマドはメディナを拠点に，信仰と正義を守るための戦い（ジハード，聖戦）を繰り返し，メッカ側の軍勢の追放に成功した。ムハンマドは預言者としての宗教的指導者の地位のみならず，軍事的指導者の地位も確立し，公正な統治を行うためにメディナ憲章を制定するなど政治的指導者としての地位も得て，イスラーム国家の基盤を築いた。

そして630年，ムハンマドとその信徒たちは平和的な手段で**メッカ**を征服し，ここをイスラームの聖地とした（図3-4）。

② 教え

*名前
アッラーはアラビア語で「神」の意であり，名前ではない。

イスラームの**唯一神アッラー**（Allah）は，全知全能の創造主かつ絶対の神であり，名前*も偶像ももたない（**偶像崇拝の禁止**）。

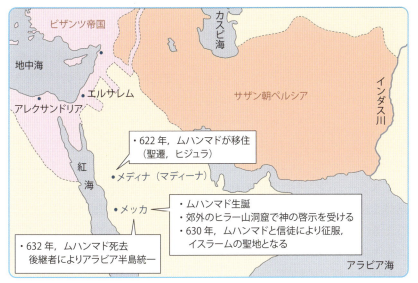

図3-4 **イスラームの成立**

イスラームの信徒（**ムスリム**）は，聖典『**クルアーン（コーラン）**』に示された聖法，特に信仰の柱である「**六信**」を信じるとともに，宗教的義務である「**五行**」を実践すれば，楽園に行き至福を享受できるとされた（表3-3）。

表3-3 **六信五行**

六信（信仰の柱）	神（アッラー）	唯一神アッラー
	天使*（マラーイカ）	神に仕える者
	啓典（キターブ）	神の言葉『クルアーン』。預言者ムハンマドが，天使ガブリエルを通じて受けたとされる，神からの啓示の集大成
	預言者*（ラスール）	アッラーと人間との使者。人類の指導者に任命された者
	来世（アーヒラ）	現実世界の終わり（キヤーマ）後のアッラーによる「最後の審判」*と来世の始まり
	定命（カダル，カダー）	すべてがアッラーの支配を受けるように運命づけられている。ただし，人間の努力や選択の自由を否定するものではない
五行（実践すべきこと）	信仰告白（シャハーダ）	「アッラーのほかに神はなく，ムハンマドは神の使徒である」という告白を行う
	礼拝（サラート）	日の出前，正午，日没前，日没後，夜半の1日5回，キブラ（サウジアラビアのメッカにあるカアバ神殿）の方向へ祈りを捧げる
	断食（サウム）	原則，断食月（**ラマダン**）*の1か月間，日の出〜日没まで飲食が禁じられる
	喜捨*（ザカート）	財産から一定額の富の分配を行う
	巡礼*（ハッジ）	可能な限り一生に一度は聖地メッカへの巡礼を行う

Point

●預言者
神の言葉を伝える者。イスラームにおいては「人の子」の位置づけである（キリスト教では「神の子」）。モーセ，イエスも預言者として扱われるが，最大にして最後の預言者はムハンマドであるとされる。

＊天使
ムハンマドに神の啓示を伝えたガブリエルが最上位の天使とされる。

＊預言者
ムハンマド，アダム，ノア，アブラハム，モーセ（p.44），イエス（p.46）が六大預言者とされる。

＊最後の審判
生前の善行・悪行の多い少ないにより，天国と地獄に振り分けられる。

＊断食月（ラマダン）
イスラーム暦の9月。

＊喜捨
一定以上の財産（収入ではなく貯蓄など）をもつ者が，孤児や貧困者などを助けるために支払う（基本的には2.5％）。

＊巡礼
イスラーム暦12月が正式な巡礼月であり，メッカには世界中から巡礼者が集まる。

③ 展開

632年のムハンマドの死後，**カリフ**とよばれる後継者は，**ウンマ**＊を指導していき，やがてアラビア半島を宗教的・政治的に統一した。その後も歴代のカリフたちは**ジハード**（聖戦）による領土の拡大に努め，正統カリフ時代のイスラーム共同体（ウンマ）→アラブ帝国（ウマイヤ朝，661～750年）→**イスラーム帝国**（アッバース朝，750～1258年）へと発展し，イスラーム帝国は東は中央アジア，西はスペインに至る広大な領土をもつに至った（図3-5）。

イスラームは，それまでの血族関係に基づく民族社会から，信仰に基づく宗教社会へと転換させたことで，世界宗教の地位を確立したといえる。「信仰」という曖昧な結びつきに対し，「六信五行」のシステムを生活に組み込み実践することで，連帯意識を高めたのである。

● キリスト教との対立

11世紀後半，キリスト教徒の十字軍が，イスラーム勢力＊に占領された聖地エルサレムの奪還を目指し，遠征を行った。十字軍の遠征は11世紀末から13世紀の約200年間に8回行われ，キリスト教とイスラームとの関係は悪化していった。

＊ウンマ
ムスリムの共同体。この政教一致の共同体，理想の国の建設こそがムハンマドの目指すところであった。

＊イスラーム勢力
セルジューク朝トルコ（1038～1194）は，はじめてカリフからスルタン（王）の称号を受けたトルコ人によるイスラーム政権である。

> **コラム　エルサレム～3つの宗教の聖地**
>
> エルサレムは，パレスチナのヨルダン川西岸に位置し，ユダヤ人が住む西エルサレムと，アラブ人が住む東エルサレムから構成される。このうち「旧市街」ともよばれる東エルサレムは，わずか1km四方の土地がぐるりと城壁＊で囲まれ，19世紀以降，ムスリム地区，キリスト教地区，ユダヤ人地区，アルメニア人地区に分けられている。
>
> 旧市街はユダヤ教，キリスト教，イスラームの聖地であり，宗教的に非常に重要な場所である。ユダヤ教の聖地の中心である「嘆きの壁」は，西暦70年にローマ軍により破壊された第2神殿の残骸で，ユダヤ人にとっては神との絆の象徴とされる。一方，キリスト教の聖地の中心である「聖墳墓教会」は，イエス（p.46）が十字架を背負って歩いたとされる「悲しみの道（ヴィア・ドロローサ）」の終着点にあり，イエスが埋葬されたとされる場所である。また，イスラームの聖地の中心である「岩のドーム」は，ムハンマド（p.48）が天界に昇り神と出会ったという伝承に基づき，691年に建立されたものである。
>
> 東エルサレム（旧市街）はパレスチナ国（パレスチナ自治政府）が首都としているが，現状，ユダヤ人国家であるイスラエルの実効支配下にある。

＊城壁
現存する旧市街の城壁は，538年，オスマン朝トルコのスレイマン1世により整備されたものである。

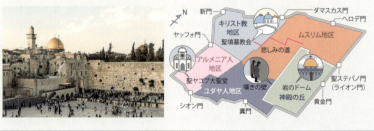

「嘆きの壁」（手前）と，その上に見える「岩のドーム」
© Atlantide Phototravel

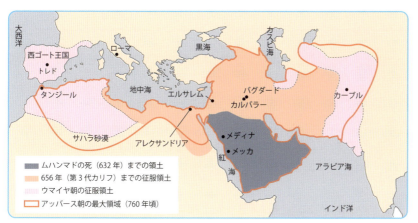

図3-5 **イスラームの領土拡大**

　十字軍は聖地解放を大義名分としていたが，遠征により北イタリアを拠点とする東方貿易が盛んになり，香辛料や絹織物といった特産品の交易のみならず，医学や数学などの学問も伝えられ，中世ヨーロッパはイスラーム文化やビザンツ文化の影響を受けることとなった。

> ### コラム　ムスリムと接する場合の注意点
>
> 　現代のイスラーム圏（イスラームの文化圏）は，アフリカ北部，イベリア半島南部，アラビア半島から中央・東南アジアまで広大な地域に及ぶ。日本でも病院などの医療現場や学校などで，ムスリムと接する機会が増えている。以下のような点を理解し，敬意をもって対応することが必要である。
>
> **①礼拝の時間**
> 　ムスリムは1日5回，決まった時間に礼拝を行う。礼拝の時間を尊重し，その時間帯には診療や処置を避けるよう配慮する。
>
> **②食事の制限**
> 　ハラール*の食事を摂取することが重要であり，禁忌事項*である豚肉やアルコールを含む食事は避ける。ラマダン（p.49）中は，日の出から日没まで飲食が禁じられるので考慮する。
>
> **③身体の露出**
> 　ムスリムの女性患者は身体の露出を避けたい場合があるため，診察や処置の際は注意し，必要に応じて女性看護師が対応する。
>
> **④異性との身体的接触**
> 　多くのムスリムは，異性との身体的接触を避ける傾向があるため，可能であれば同性の医療従事者が対応する。
>
> **⑤礼拝場所**
> 　礼拝のための静かで清潔なスペースを提供する。
>
> **⑥服装**
> 　女性のムスリムがヒジャブ（スカーフ）を着用している場合，必要な場合を除いて取り外さないようにする。

*ハラール
　イスラーム法（シャリーア）で「許可されたもの」「合法なもの」。主に食品に適用されるが，化粧品や薬品，金融商品なども含まれる。「禁止されたもの」はハラームとよばれる。

*禁忌事項（ハラーム）
　ムスリムが避けるべきとされている行為や物事。次のようなものがある。
・飲酒
・窃盗
・豚肉や異教徒が殺した動物を食べること
・貸付金による利子の取得
・女性が夫以外の男性に顔や肌を見せること
・不浄な左手を物の受け渡しに使うこと
・火葬など

4 仏教

「成仏」「縁」「煩悩」など仏教が由来の言葉を，私たちは日常生活で何げなく使っている。日本人にとって仏教は身近な宗教であるが，その思想について皆が深く学んでいるわけではない。

仏教は，ユダヤ教，キリスト教，イスラームと異なり，創造主をもたない。仏教とはどのような信仰であるのか，仏教の源流となった古代インド思想から，日本にも伝播した大乗仏教まで概観する。

❶ 古代インド思想

1 バラモン教の誕生

インドでは紀元前25世紀頃からおよそ千年にわたり，インダス川流域にインダス文明が栄えていた。そして，インダス文明が衰退した後の紀元前15世紀頃，中央アジアからインド大陸へと侵入してきたのが**アーリア人**である。アーリア人は先住民を征服・同化しながら勢力を伸ばし，紀元前10世紀頃にはガンジス川流域に定住して農耕社会を築いた。農耕生活が安定すると，余剰生産も増え，生産活動に従事しない者も出てきた。そして**ヴァルナ制**とよばれる身分による階級制度をつくり，上から**バラモン**（司祭），クシャトリヤ（王族・戦士），ヴァイシャ（平民），そして征服した先住民を最下層のシュードラ（隷属民）に位置づけた（図3-6）。

また，アーリア人は自然を神格化した神々を崇拝した。そして，ヴァルナ制の最上位を占めるバラモン（司祭）が指導する讃歌や祭儀が聖典『**ヴェーダ**』*にまとめられ，**バラモン教**が成立した。バラモン教の特徴は，祭礼や儀式を重視する点にある。

*『ヴェーダ』
バラモン教の聖典であり，「知識」を意味する。古い順に『リグ・ヴェーダ』『ヤジャル・ヴェーダ』『サーマ・ヴェーダ』『アタルヴァ・ヴェーダ』の4種類から成る。

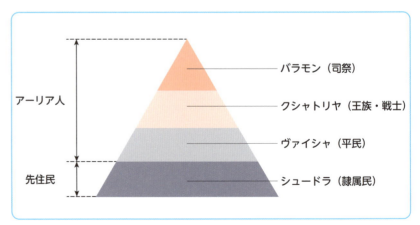

図3-6 **ヴァルナ制**

2 ウパニシャッド哲学

紀元前7〜前6世紀ごろになると、初期バラモン教の祭式至上主義に対し、『ヴェーダ』を深く掘り下げ、人間の内面をみつめようとする思想が生まれ、**ウパニシャッド哲学**が形成された。

バラモン教の教えの中心は、生きものは生まれては死に、生まれかわってはまた死に、無限に生と死をくり返すという、**輪廻（輪廻転生）**の観念である。ウパニシャッド哲学では、生まれかわりは現世での行い（**カルマ、業**）によって決まるとし、輪廻転生をくり返している限り、心の安らぎは得られないと説く。そして、輪廻の苦しみから解き放たれること（**解脱**）を究極の目標とした。

そのために、ウパニシャッド哲学者たちは「目に見える世界の奥にある真理」を探究した。真理に到達するためには、人間の本質（**アートマン[我]**）と宇宙の根源（**ブラフマン[梵]**）が一体となる**梵我一如**の境地に達することが必要であり、梵我一如の境地に達すれば輪廻の苦しみからも解脱できると説いた。修行者は解脱を目指していっさいの欲望を断ち、深い瞑想による精神統一と、断食やヨーガなどの苦行を重ねたのである。

ウパニシャッド哲学の内面を重視する姿勢は、その後のジャイナ教や仏教の誕生に影響を与えるものであった。

3 ジャイナ教

① 背景

紀元前6〜前5世紀ごろになると、ガンジス川中流域で商工業が発展し、都市国家が誕生した。王権や商工業者の力が強くなり、ヴァルナ制で最上位を占めていたバラモンたちは権威を保つことが難しくなっていった。こうしてバラモンの威信が衰えるにつれ、「**沙門**」とよばれる自由思想家たちが次々に登場していった。

> **コラム　ヒンドゥー教への展開**
>
> ヒンドゥー教は、バラモン教の原理を受け継ぎつつ、仏教や民間信仰を取り入れながら、4世紀のグプタ朝時代に発展・定着したインド独自の宗教である。ヒンドゥー教に開祖は存在せず、体系的に整えられた教義も存在しない。バラモン教に起源をもつ最高位であるヴィシュヌ神（世界を維持する神）やシヴァ神（破壊神）など、多種多様な偶像神が信仰され、キリスト教やユダヤ教などの一神教とは異なる包容力が特徴の一つである。
>
> 現在インドでは、人口の約80%をヒンドゥー教徒が占めており、インドの民衆に広く根づいた信仰となっている。

第3章　宗教と文化

＊マハーヴィーラ
「偉大な勇者」の意味であり，ヴァルダマーナはジャイナ教の布教の際にこの名を使った。

＊ジャイナ教
ヴァルダマーナは苦行に耐え，悟りを開いたことで「ジナ（Jina 勝利者）」になったとされる。ジャイナ教とは「ジナの教え」の意味である。

＊五戒
「五つの大誓戒」ともいい，以下の5つである。
❶不殺生（殺さない）
❷真実語（うそを言わない）
❸不盗（盗まない）
❹不婬（性行為をしない）
❺不所有（所有しない）

　その1人である**ヴァルダマーナ（マハーヴィーラ＊）**は，後のウマイヤ朝となる大国マガタ国の出身であり，クシャトリヤという2番目に高い地位に生まれた（ヴァルナ制，p.52 図3-6）。何不自由なく暮らせる身でありながら，若い頃から思索と瞑想にふける生活を送り，30歳の頃に出家して12年に及ぶ修行ののち，**ジャイナ教＊**の開祖となった。

② 教え

　ジャイナ教は無神教である。バラモン教の神々やヴァルナ制を徹底的に批判する立場に立つ。

　ジャイナ教は非常に厳しい宗教であり，戒律を守り**苦行**による解脱を目指す。戒律の中で特に重要なものが「**五戒＊**」であり，そのなかで最も重要なものが「**不殺生**（アヒンサー）」である。

　ジャイナ教の信者は，肉を食べず，1匹の虫も殺さないようにほうきで地面を掃きながら歩き，空中にただよう生きものを傷つけないように外出時には常に口に布やマスクを当てながら歩くなど，徹底した生活を送る（図3-7）。

③ 展開

　ジャイナ教は戒律で他宗教の信者との接触を禁じていたことなどから，他国へは広まらなかった。

　現在のインドにおけるジャイナ教徒の数は約500万人と，インドの全人口の0.4％ほどに過ぎないが，彼らはインド全体の富の50％を占めるといわれる。「不殺生」の戒律ゆえに，農業などに従事せずもっぱら金融業や商業に従事したこと，「真実語」の戒律ゆえに金融業や商業にとって大切な信用が得られやすく，成功を収める者が多かったことなどが，理由としてあげられている。

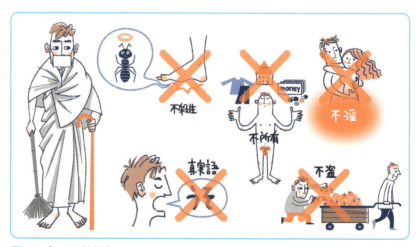

図3-7 ジャイナ教信者

❷ 仏教

① 背景

ジャイナ教の成立とほぼ同時期の紀元前5世紀頃，バラモンの威信の衰えとともに，沙門の1人として仏教の開祖**ガウタマ＝シッダールタ**が現れた。

ガウタマ＝シッダールタは，王族出身*の恵まれた環境にありながら，人生の問題に深く悩み，29歳の頃にバラモン教の僧として家庭などすべてを捨てて出家した。きっかけとなったのが，ガウタマがまだ王城にいた頃，東西南北の四門から出遊して4つの事件を見たことにある。東門を出て杖にすがる老人を見，西門を出て病人に会い，南門を出て死人に会い，北門を出て高徳の沙門に会った。避けられぬ人生の苦（生老病死）を目の当たりにして，「若さ」「健康」「生」という空しい誇りを捨て，最後の「修行者」になることをガウタマは選んだ。このエピソードを**四門出遊**という。

出家により断食などの苦行を重ねたものの，それでは悟りが得られないと思い至ったガウタマは，ブッダガヤ（インド北東部）の菩提樹の下で瞑想に入った。静観思索の末に悟りを開き，「悟った人」「真理に目覚めた者」を意味する**ブッダ**（仏陀）とよばれるようになった。

そして，昔の修行仲間である5人の比丘*に法（真理，ダルマ）を説く*ことから始め，ここに**仏教**が誕生した。

② 教え

①縁起の法

仏教において最も基本となる考え方は，**縁起の法**とよばれる。

> **縁起の法**
> それ自体で孤立して存在するものは一つとしてなく，この世のすべてのものは相互に依存し合って存在し，生まれ，滅びるという真理をいう。

この世の苦は真理に対する無知（**無明**）からくるものであり，縁起の法を知り，無明を滅すれば苦悩もまた滅するとされる。

次に，縁起の法を基礎に仏教の4つの根本的な考え方を示したものが**四法印***（表3-4）である。

②四諦と八正道

ブッダが初転法輪で説いた4つの真理が**四諦**（表3-5）である。そして，涅槃寂静に至るための修行法を**八正道**（表3-6）として示した。八正道は快楽と苦行のどちらかに片寄らず，**中道**を実践することが悟

---

*王族出身
ガウタマ＝シッダールタは，シャカ（釈迦）族の王子として生まれた。私たちにも馴染みのある「お釈迦様」という表現は「釈迦牟尼」の略称であるが，「釈迦牟尼」とは「釈迦族の聖者」の意味である。

*比丘
出家した男性の修行者。女性の出家修行者は比丘尼とよぶ。

*法（真理）を説く
「法輪を転じる」といい，ブッダが初めて法輪を転じたことを「初転法輪」という。

*法印
仏教である証拠，仏教の真理を示すしるし。一切皆苦を除いたものを「三法印」という。

4 | 仏教　**55**

表3-4 四法印

一切皆苦	人生はすべて自分の思うようにはいかない
諸行無常	この世のすべてのものは絶えず移り変わり，生滅する
諸法無我	すべてのものは相互に依存し合い，それ自体で永遠不変の実体は存在しない
涅槃寂静	煩悩が消えた悟りの境地（涅槃）であり，人生最高の目的

表3-5 四諦

苦諦	この世は苦である
集諦	苦は執着より起こる
滅諦	執着を滅することで苦もまた滅せられる
道諦	苦を滅する修行法は八正道（表3-6）である

表3-6 八正道

正見	正しい見解	正命	正しい生活
正思	正しい思索	正精進	正しい努力
正語	正しい言葉	正念	正しい気づき
正業	正しい行為	正定	正しい精神統一

りに至る正しい方法であることを説いている。

③ 展開

　ブッダは，ガンジス川流域を巡って伝道を続け，1000人を超えるほどの教団が形成されていった。ブッダの入滅後も弟子たちはその教えを守っていたが，100年ほど経つと教団内部に戒律をめぐる対立が生じるようになった。その結果，教団は戒律や伝統を厳しく守り続ける保守派の**上座部**＊と，時代や状況に応じて柔軟に運用しようとする進歩派の**大衆部**とに分裂した。その後も両派はさらに分派を重ね，**部派仏教**とよばれる約20の諸派が並立した。

　部派仏教の各部派は国の保護を受けながら独自の教義体系をつくりあげ，貴族的な学問仏教の側面が強くなっていった。

　上座部系の部派仏教は，スリランカを経て，ミャンマー，タイ，ラオス，カンボジアなどの東南アジア諸国に広がり（南伝仏教），現在までその地域の文化や生活に大きな影響をもち続けている。

　それに対し，部派仏教のあり方を批判する人々を中心に信仰運動が起こり，広く一切の衆生の救済を目指して献身する**菩薩**を理想とする新しい仏教が成立した。この新しい仏教は，大衆を救う大きな乗り物

＊上座部
上座部仏教は自らの力で解脱を目指し，最終的には阿羅漢（仏弟子として，煩悩を断ち，高い知恵を得て最高の悟りに至った者）になることを理想とした。それは民衆の救済ではなく，出家者のみを悟りの対象としていた。

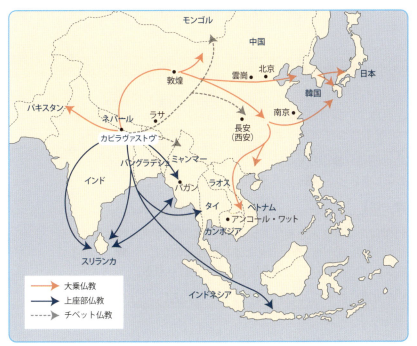

図3-8 仏教の伝播

> **Point**
> ●一切衆生悉有仏性，即身成仏
> 大乗仏教は，人は皆，まだ目覚めぬブッダにほかならないという考え方に立つ。
> 「一切衆生悉有仏性」とは「あらゆる衆生はブッダとなる可能性(仏性)を備えている」とする思想，「即身成仏」とは，「今のこの肉体は迷いの身であっても，発心すればそのまま仏となることができる」とする思想をいう。

ともいうべき教えであるとして，**大乗仏教**と名づけられた。

大乗仏教は北インドから中央アジアを経て，中国，朝鮮，そして6世紀には日本にも伝播した（北伝仏教，図3-8）。これらの地域においては，儒教，道教，神道などの影響を受け，それぞれ独自の形に変容をとげている。

コラム　民族宗教としての神道

日本の民族宗教ともいうべき神道は，教祖や教典をもたない自然発生的な宗教である。神道の神が「八百万の神」とよばれるように，海，山などの自然や自然現象を司る神々，農業や芸能の神々など，森羅万象あらゆるものに神が宿るという思想に基づいている。神話に登場するイザナギやイザナミ，アマテラスなどの神々，天皇家や戦国大名など人が神として祀られる場合もある。

「神道」という言葉は，古くは『古事記』『日本書紀』に登場する。その後，大陸から伝来した仏教と神道が混じり合い，神と仏が一体であるとする「神仏習合」の時代を経て，明治時代には政治と結びつき，天皇を神とする国家神道が広められた。

第2次世界大戦後，GHQにより国家神道が廃止されて以降，神道は古くから民衆の生活に根づいてきた性格を取り戻した。神道において神を祀る神社は，日本人の身近にあって，結婚や受験，交通安全などを祈願し，初詣や厄除，七五三，地鎮祭など様々な年中行事や祭，参詣に訪れる場所として，日本人の生活に溶け込んでいる。

章末問題

1 世界の宗教の中で最も信者が多いのは【　❶　】であり，次いで【　❷　】である。

2 特定の地域・民族でのみ信仰され，伝統や風俗などから形成される宗教を【　❸　】といい，ユダヤ教やヒンドゥー教がその代表例である。

3 ユダ王国滅亡の際に，多くの人々がエルサレムを追われ，【　❹　】に連行されたことを【　❹　】捕囚という。

4 ユダヤ教は唯一神【　❺　】を信仰する一神教である。

5 ユダヤ教の特徴は，ユダヤ人を神によって特別な約束が与えられた民とする【　❻　】や，「十戒」をはじめとする数多くの【　❼　】が示され，厳格な【　❼　】主義をとる点があげられる。

6 1948年，国連決議によって，念願だったユダヤ人の国【　❽　】の建国に成功した。

7 キリスト教は，ユダヤ教の聖典『【　❾　】』と，イエスの教えを中心とする『【　❿　】』を教典としている。

8 【　⓫　】は，5世紀頃のローマ帝国において，キリスト教の国教化に当たり，正統な教義の確立に尽力し，最大の教父とよばれた。

9 13世紀頃，キリスト教を伝統的哲学（特にアリストテレス哲学）を用いて解釈し，教義の体系化を図ろうとする【　⓬　】が発達した。

10 イスラームは唯一神【　⓭　】への絶対的服従を説く。

11 クライシュ族の名門ハーシム家に生まれた【　⓮　】が，イスラームの開祖である。

12 622年，【　⓮　】を預言者と認める人たちが多く住んでいたメディナ（マディーナ）に，難をのがれて移住したことを【　⓯　】という。

13 イスラームの信徒（ムスリム）は，信仰の柱となる「【　⓰　】」を信じるとともに，宗教的義務である「【　⓱　】」を実践すれば，楽園に行き至福を享受できるとされた。

14 紀元前7～前6世紀ごろになると，初期バラモン教の形式的な祭式至上主義を批判する者たちの中から，人間の内面をみつめようとする哲学的思想が生まれ，【　⓲　】が形成された。

15 ジャイナ教の開祖は【　⓳　】である。

16 仏教の開祖【　⓴　】は，のちに「悟った人」「真理に目覚めた者」を意味するブッダ（仏陀）とよばれるようになった。

▶答えは巻末

第 **4** 章

民主主義と法の役割

　近代国家は「民主主義」と「法の支配」を両輪として存在している。それは，かつて王や君主による恣意的な支配によって，自由や平等，個人の尊厳が踏みにじられてきたという歴史上の反省に基づく。この章では，「民主主義」と「法の支配」により政治権力を制限する法の役割を中心に学ぶ。

1 民主主義と法の支配

「民主主義」と「法の支配」は，近代国家を支える2大原理である。これらの成立過程を詳しくみていこう。

① 民主主義

① 民主主義以前

中世ヨーロッパは王権神授説に支えられた絶対王政の時代であり，国王に権力が集中し，国王は何ものにも拘束されずすべてを決めることができた。絶対王政は，今でいうトップダウン方式で，決断のスピードも速く，近代国家の速やかな形成や商工業の育成・発展という意味では一定の成果があった。しかし，思想の統制や身体拘束，高額な税金など，人々の権利を制限し，自由な経済活動を阻害して，市民の生活に深刻な悪影響を及ぼした。

そこで，商工業の発展により経済的基盤を強めた市民階級（ブルジョワジー）が中心となり，**市民革命***が起こった。市民が求めたのは**国家からの自由**であり，信教の自由や経済活動の自由など，現代では当たり前となっている権利を手にすることであった。そして，市民革命を理論的に支えたのが**社会契約説**である。

② 社会契約説

社会契約説とは「人々が国家や社会と契約を結ぶことによって個人の自由を守る」，すなわち「人々との契約によってはじめて国家や社会が成立する」という考え方である。

社会契約説を唱えた代表的な思想家が，**ホッブス***，**ロック***，**ルソー***である。彼らの主張を表4-1にまとめた。

国王の権力は神から与えられたものであるとする王権神授説と異なり，社会契約説は国家や社会というものが存在しない「自然状態」を仮定する。「自然状態」には国家や社会はなく，人が生まれながらにもつ「自然権*」が存在すると考え，「自然権」を手にした自然状態からいかにして国家が成立するかを，社会契約説は理論づけたのである。

③ 民主主義の成立

社会契約説の考え方はその後，**国民主権**の原理へとつながっていった。市民革命後の近代国家においては，一般に憲法において国民主権の原則が宣言され，政治権力を国民の意思に基づいて組織する制度が採用された。また，人が生まれながらにもつ自然権は，「基本的人権

(Point)

● 王権神授説
国王の権力は神から与えられたものであり，絶対なものであるから，これに逆らうことは許されないとする説。絶対王政を，理論面で支えていた。

***市民革命**
1642～49年イギリスのピューリタン革命，1688～89年名誉革命，1775～83年アメリカ独立戦争，1789～99年フランス革命などがある。

***ホッブス**(Thomas Hobbes, 1588-1679)
イギリスの哲学者。主著『リヴァイアサン』で，国家と社会契約の概念を詳細に論じ，現代の政治制度にも重要な影響を与えている。

***ロック**(John Locke, 1632-1704)
イギリスの哲学者・政治思想家。主著『市民政府二論』（統治二論）において自由権の考え方を示し，市民革命の理論的拠り所となった。

***ルソー**(Jean-Jacques Rousseau, 1712-78)
フランスの哲学者。主著『社会契約論』『エミール』など。社会契約説に基づいて封建社会・絶対王政を批判し，市民革命に大きな影響を与えた。

***自然権**
「自由」や「平等」のように，人が生まれながらに有する権利であり，国家がこれを侵害することは許されないとされる（表4-1参照）。

表4-1 社会契約説

	ホッブス	ロック	ルソー
自然状態	『**万人の万人による闘争**』 →人は自然状態におかれると（**無政府状態**），自分の命を守るために**闘争状態**になり，社会は混乱状態に陥る	人は理性をもっているので，自然状態でも平和的に秩序をもって共存することはできるが，万全ではなく不安定である	1人でいる状態が自然状態であり，自分に満足し，思いやりもあり，人への妬みもなく素朴な状態である
自然権	人間は**自己保存**が最も重要な使命である →人は自己の生命を守るために生まれながらの権利（**自然権**）をもつ（**生命**重視）	人は生まれながらに生命や自由，財産などの権利を有している（自由や**財産**も自然権に含まれる）と考えた（**財産権**重視）	人は生命，自由，財産，自らが決めたことに自らが従う権利（**自己統治**の権利）を有する →**理性**ある人がもっているのが自然権である
社会契約	万人の闘争に陥る自然状態を避け，平和と秩序を維持するために，人々は自然権を**共通権力**である「**国家**」に譲渡する契約を結び，社会状態へ移るべきである	自然権の保護を万全にするために，政府と契約を結んで一時的に自然権を政府に信託することが必要である	自由が担保された「一般意思による統治」を可能にする存在として，王でもなく国家（政府）でもなく，国民同士が団結し，国家（政府）を一般意思に服従させる契約をする
特徴	契約によって権力を与えられた者（統治者，国家など）を，海獣になぞらえて「**リヴァイアサン***」とよんだ	王権神授説は否定する一方，政府が自然権を侵害した場合は，政府を打倒する権利（**抵抗権・革命権**）も許されるとした	私が私を統治する（自己統治）のと同じように「**我々が我々を統治する**」社会が理想である。それを可能にするのは「**一般意思**による統治」であるとした

＊リヴァイアサン
旧約聖書『ヨブ記』に出てくる平和の象徴である海獣。書籍の扉に描かれた支配者の身体は，多くの市民から構成されている。

第**4**章 民主主義と法の役割

の尊重」の概念へと発展した。

自然権思想から発展した**基本的人権の尊重**と，社会契約説から発展した**国民主権**という2つの原理に基づく政治は，やがて広い意味で民主政治または**民主主義**とよばれるようになった。

❷ 法の支配

法の支配とは，権力者を法で拘束することによって，人々の権利や自由を保障しようとする原理である（図4-1）。国王や独裁者など国家権力者による恣意的な支配を排除することを目的としていた。

1 マグナ・カルタと権利章典

法の支配の原型は，13世紀イギリスの**マグナ・カルタ（大憲章）**にある。国王を含むすべての人が法の支配下にあるとした世界で初め

（**Point**）
●**マグナ・カルタ（大憲章）**
1215年，イギリス（イングランド）王ジョンに対してイングランドの貴族たちが王の権限を制限しようと成立させたものである。前文と63か条から構成される。

1｜民主主義と法の支配　**61**

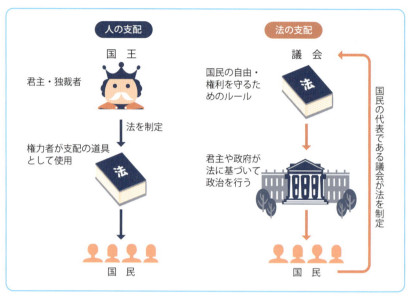

図4-1 「人の支配」と「法の支配」

ての法律である。

　その後，ヨーロッパの王権神授説に影響され，専制君主の傾向が強かったスチュアート朝のジェームズ2世を追放し，オランダのオレンジ公ウィリアムを国王として迎える名誉革命（1688～89年）が起こった。そして**権利章典**（Bill of Rights）が採択（1689年）されたことで，マグナ・カルタの精神を受け継ぐ「法の支配」がイギリスで完成した。権利章典において，王権は議会によって制限されることが明言され，「法の支配」がここに確立した。

2 立憲主義

　法の支配はさらに発展し，**立憲主義**となる。中世末期の絶対王政の時代には，身分制議会＊が国王の諮問機関として存在したが，18世紀に社会契約説が現れると，国王も国家の一機関であるという思想が誕生した。その後市民革命を経て，国民が選挙により代表を選ぶ近代議会が，国の最高機関として位置づけられた。そして，国民を代表する議会や，民主的な手続きによって成立した政府であっても，憲法によって制限されるべきであるという「**憲法による政治**」の原理へと発展していった。

　なお，立憲主義にいう憲法とは「国民主権」（p.63），「権力分立」（p.72），「基本的人権の尊重」（p.64）という基本原理＊が整えられたものをいう。日本国憲法も，「国民主権」と「権力分立」に基づく民主主義政治を採用し，基本的人権を保障することで「法の支配」を行うという構成をとり，立憲主義にのっとっていることがわかる。

(Point)

●立憲主義
「立憲主義」という言葉は，「憲法に基づく」という意味での「憲法に立脚する」というところからきていると考えられている。

＊身分制議会
中世〜近世に存在した議会で，聖職者や貴族，上級市民から構成された。イギリス議会，フランスの三部会，ドイツの領邦議会などが代表的である。課税策の承認を主な目的として，聖職者，貴族，市民という各身分の代表を，国王が招集した。

＊（憲法の）基本原理
この3つの基本原理を伴った憲法を「近代憲法」とよぶことから，基本原理が整った憲法による立憲主義を「近代立憲主義」とよぶことがある。

2 日本国憲法の基本原理

① 大日本帝国憲法から日本国憲法へ

　大日本帝国憲法（明治憲法）は，伊藤博文らが**自由民権運動**＊の高まりを受けて草案を作成し，1889（明治22）年2月に明治天皇により公布，翌1890（明治23）年11月に施行された**欽定憲法**＊である。大日本帝国憲法は君主の権利が強いプロイセン（ドイツ）憲法の影響を受け，天皇に絶対的権力があるとする**天皇大権**，天皇から与えられた**臣民の権利**＊などを特徴としていた（表4-2）。

　日本国憲法は，1945（昭和20）年に受諾した**ポツダム宣言**＊の内容に沿う形で誕生した。日本政府は，連合国軍総司令部（GHQ）が示した草案（マッカーサー草案）をもとに帝国議会に憲法改正を発議し，修正を経て，日本国憲法が1946（昭和21）年11月3日に公布，翌1947年5月3日から施行された。日本国憲法は，国民の代表者である議会で制定された**民定憲法**である（表4-2）。

② 日本国憲法の三大基本原理

　日本国憲法は，**国民主権**，**基本的人権の尊重**，**平和主義**を三大基本原理とする。

1 国民主権

　日本国憲法は，前文および第1条において，主権が国民にあることをうたっている。これを**国民主権**という。主権とは，国の政治を最終的に決定する権威および力をいう。

＊自由民権運動
　板垣退助らによる「民撰議院設立の建白書」をきっかけに全国へ広まった憲法制定と国会開設を求めた政治運動。

＊欽定憲法
　君主によって制定された憲法のこと。民定憲法に対する。

＊臣民の権利
　国民の権利は，生まれながらにもっているのではなく，天皇の下にいる「臣民」という立場に与えられたものとした。そのため法律で制限することが可能で（法律の留保），言論や集会の自由といった重要な権利に対しても制約が設けられていた。

＊ポツダム宣言
　日本軍の無条件降伏とともに，軍国主義の排除，言論，宗教，思想の自由と基本的人権の尊重，民主主義の確立などを要求したもの。日本の戦後復興に大きな影響を与えた。

表4-2 **大日本帝国憲法と日本国憲法の比較**

項目	大日本帝国憲法（明治憲法）	日本国憲法
主権	天皇	国民
天皇の地位	神聖不可侵 **統治権の総攬者**＊	**象徴**
戦争・軍隊	天皇に独立の**統帥権**＊ 天皇直属の陸海軍	**平和主義**（戦争放棄・戦力不保持・交戦権の否認）
国民の権利	**臣民の権利**	永久不可侵の基本的人権
憲法改正	天皇の発議→議会の議決	国会の発議→国民投票

＊総攬者
　総攬とはすべてを統括する，統一するという意味。天皇は統治権のすべてを握る総攬者と位置づけられていた。

＊統帥権
　軍隊を指揮命令する権利。

第4章　民主主義と法の役割

2｜日本国憲法の基本原理　**63**

> **前文**
> （略）ここに主権が国民に存することを宣言し，この憲法を確定する。（略）
> **第1条**
> 天皇は，日本国の象徴であり日本国民統合の象徴であつて，この地位は，主権の存する日本国民の総意に基く。

日本国憲法においては，大日本帝国憲法が原則としていた天皇主権は否定され，天皇の地位は「日本国の象徴」および「日本国民統合の象徴」とされた（第1条，**象徴天皇制**）。象徴としての天皇は，国政に関する権能をもたず，非政治的・形式的・儀礼的な**国事行為**のみを行う（第4条）。

(Point)

●**国事行為**
天皇が国の機関として行う行為。天皇は国事行為を内閣の助言と承認のもとで行うとされ（第3条），天皇の権能の政治からの隔離が徹底されている。日本国憲法に規定されている国事行為は，内閣総理大臣および最高裁判所長官の任命，法律の公布，国会の召集などに限定されている（第6条，第7条）。

② 基本的人権の尊重

日本国憲法は，個人の尊重を人権保障の基本原理としたうえで（第13条），「侵すことのできない永久の権利」として，国民の基本的人権を保障している（第11条，第97条）。

> **第11条**
> 国民は，すべての基本的人権の享有を妨げられない。この憲法が国民に保障する基本的人権は，侵すことのできない永久の権利として，現在及び将来の国民に与へられる。
> **第13条**
> すべて国民は，個人として尊重される。生命，自由及び幸福追求に対する国民の権利については，公共の福祉に反しない限り，立法その他の国政の上で，最大の尊重を必要とする。
> **第97条**
> この憲法が日本国民に保障する基本的人権は，人類の多年にわたる自由獲得の努力の成果であつて，これらの権利は，過去幾多の試錬に堪へ，現在及び将来の国民に対し，侵すことのできない永久の権利として信託されたものである。

＊**法律の留保**
法律に基づく限り，個人の権利・自由を制限できることをいう。大日本帝国憲法では，臣民の権利は「天皇が定めた法律の範囲内において」保障されていたにすぎない。

大日本帝国憲法における「臣民の権利」は法律により制限される（**法律の留保＊**）ものと規定されていたのに対し，日本国憲法は「国民の権利」を「公共の福祉に反しない限り，最大限に尊重する」としている（第13条）。これは，日本国憲法が，「基本的人権は人間が生まれながらに有する権利である」とする**自然権**（p.60）の思想を採用していることを表している。

③ 平和主義

日本国憲法は，過去の侵略戦争に対する反省から，徹底した平和主義の立場に立つことを宣言した（前文，恒久平和主義）。これを具体化するために，第9条は「**戦争の放棄**」「**戦力の不保持**」「**交戦権の否認**」を規定している。

前文

（略）日本国民は，恒久の平和を念願し，人間相互の関係を支配する崇高な理想を深く自覚するのであつて，平和を愛する諸国民の公正と信義に信頼して，われらの安全と生存を保持しようと決意した。われらは，平和を維持し，専制と隷従，圧迫と偏狭を地上から永遠に除去しようと努めてゐる国際社会において，名誉ある地位を占めたいと思ふ。われらは，全世界の国民が，ひとしく恐怖と欠乏から免かれ，平和のうちに生存する権利を有することを確認する。（略）

第9条

①日本国民は，正義と秩序を基調とする国際平和を誠実に希求し，国権の発動たる戦争と，武力による威嚇又は武力の行使は，国際紛争を解決する手段としては，永久にこれを放棄する。

②前項の目的を達するため，陸海空軍その他の戦力は，これを保持しない。国の交戦権は，これを認めない。

---

❸ 日本国憲法の最高法規性

日本国憲法は「**国の最高法規**」であり，憲法に違反する法律などは認められない（第98条第1項）。これは，憲法によって権力を制限するという**立憲主義**の表れである。

第98条

①この憲法は，国の最高法規であつて，その条規に反する法律，命令，詔勅及び国務に関するその他の行為の全部又は一部は，その効力を有しない。

憲法の改正には，通常の法律の改正と比べて，厳格な手続きが定められている（**硬性憲法***）。衆議院・参議院で，それぞれの総議員の3分の2以上の賛成により，国会が改正案を発議し，国民投票で過半数の賛成を得なければ改正できない（第96条第1項）。

また，天皇および国務大臣・国会議員・裁判官などの公務員は，憲

第4章 民主主義と法の役割

（Point）

●**憲法と法律**
憲法は国民の人権を守るために，国家にルールを課すものである。これに対し法律は，国民が守るべきルールを定めたものである。憲法は最高法規であり，法律より上位に位置づけられている。

*詔勅
天皇が公に意思を示す詔書・勅書などの文書の総称。

*硬性憲法
通常の法律よりも厳格で困難な改正手続きが定められている憲法をいう。これに対し，通常の法律と同様の手続きで改正できるものを軟性憲法とよぶ。

2 | 日本国憲法の基本原理　**65**

法を尊重し擁護する義務を負う（第99条）。

④ 基本的人権の保障

日本国憲法が規定する基本的人権は，大きく**自由権**，**平等権**，**社会権**，**参政権**，**国務請求権**に分けられる。

① 自由権

国民は個人として尊重される（第13条）。私たちには，他人の権利を侵さない限り，国家からの不当な干渉や制約を受けない権利が基本的人権として保障されている。自由権は，**精神の自由**，**身体の自由**，**経済の自由**に大きく分けられる。

①精神の自由

日本国憲法は，**思想・良心の自由**（第19条），**信教の自由**（第20条），**表現の自由**（第21条），**学問の自由**（第23条）を保障している。

●思想・良心の自由

心のなかで思ったり考えたりすることの自由である。大日本帝国憲法の時代，治安維持法などによって特定の思想が弾圧されるなど，心のなかの自由が大きく侵害された経験を踏まえて規定された。

思想・良心の自由は，それが個人の内面にとどまるかぎり絶対的に保障され，国家はいかなる場合であっても干渉することは許されない。

●信教の自由

信教の自由はヨーロッパにおいては精神的自由そのものであり，教会権力からの解放を求める戦いをとおして確立され，すべての精神的自由の原型と考えられてきた。

ヨーロッパの憲法をひな形とした大日本帝国憲法においても，信教の自由が形のうえでは保障されていた。しかし実際には，神道（p.57コラム）を事実上の国教とし，信教の自由は著しく制限されていた。

そこで日本国憲法は，あらためて信教の自由を明文化し，保障することとした。信教の自由には，**信仰の自由**，布教や儀式など**宗教的行為の自由**，宗教団体などをつくる**宗教的結社の自由**が含まれる。また，信教の自由の保障を確実にするため，日本国憲法は**政教分離の原則**＊について詳細に定めている。

●表現の自由

第21条は，**集会・言論・出版**その他一切の**表現の自由**を保障するとともに，**検閲**＊を禁止し，**通信の秘密**を保障している。これは，自らの思考や意思，研究結果などを外部へ表明し伝達することが，民主主義の基礎となるからである。

＊政教分離の原則
国家と宗教との結びつきを禁止する原則。日本国憲法では，国の宗教活動の禁止（第20条第3項）や宗教的組織への公金支出の禁止（第89条）など，内容が具体的に規定されている。

＊検閲
検閲とは一般に，次の6つの要件を満たすものをいう。
①行政権が主体となって，
②思想内容等の表現物を対象とし，
③表現物の一部または全部の発表を禁止する目的で，
④対象とされる表現物を網羅的一般的に，
⑤発表前に審査した上，
⑥不適当と認めるものの発表を禁止すること
（札幌税関検査事件，最高裁昭和59年12月12日大法廷判決）

66

●学問の自由

　学問の自由は，**学問研究の自由，研究発表の自由，教授（教育）の自由**からなる。これらは本来，思想・良心の自由（第19条）や表現の自由（第21条）に含まれるにもかかわらず，特に規定が置かれた理由は，大日本帝国憲法のもとで国家権力によって学問の自由が侵害されたこと（滝川事件*，天皇機関説事件*など）にある。

　また，学問の自由には，学問研究の中枢機関である大学が，教育内容や人事などを自主的に決定する権利を最大限認めるべきとする，大学の自治の保障が含まれている。

②身体の自由

　身体の自由については，**奴隷的拘束や苦役からの自由**（第18条）や，**罪刑法定主義***の原則（第31条）をはじめ，被疑者や被告人の権利が規定されている（表4-3）。

　刑罰権という国家権力から国民の身体の自由を守ることを憲法で規定し，基本的人権の中心となる個人の尊厳を保障するものである。

③経済の自由

　日本国憲法では，経済の自由として，**職業選択の自由**（第22条第1項），**居住・移転の自由**（第22条第1項・第2項），**財産権**（第29条）が規定されている。

　封建社会においては，身分制のもと，多くの人々は職業選択の自由や私有財産権が奪われていた。日本国憲法は，職業選択の自由と財産権を明確に認めることで近代社会としての基盤を築き，資本主義経済の発展を法的側面から支えている。

　しかし，19世紀の産業革命後のイギリスでみられたように，自由

＊滝川事件
瀧川幸辰（たきがわ・ゆきとき）京都帝国大学法学部教授に対する思想弾圧事件。著書『刑法読本』が発禁（発売・頒布禁止）となり，本人も休職処分にされた。

＊天皇機関説事件
「日本国は法人であり，天皇は法人である国の機関である」という天皇機関説を主張する美濃部達吉（みのべ・たつきち）東京帝国大学法学部教授の憲法書が，不敬である（天皇への敬意を欠く）として，1935（昭和10）年，国から発禁処分にされ，本人も貴族院議員を辞職することとなった。

＊罪刑法定主義
どのような行為が犯罪であり，それにどのような刑罰が科されるかは，あらかじめ民主議会が定めた法律によって規定されていなければならない，とするもの。

第4章 民主主義と法の役割

表4-3 憲法上の「身体の自由」に関する規定

奴隷的拘束や苦役からの自由（第18条）	
罪刑法定主義の原則（第31条）	
被疑者の権利保障	・逮捕・抑留・拘禁に対する保障（第33条，第34条） ・住居侵入・捜索・押収 に対する保障（第35条）
刑罰の保障	・拷問と残虐な刑罰の禁止（第36条）
被告人の権利保障	・公平な裁判所における迅速な公開裁判を受ける権利の保障（第37条第1項） ・証人審問権・喚問権の保障（第37条第2項） ・弁護人依頼権の保障（第37条第3項） ・不利益供述の強要禁止（第38条第1項） ・任意性のない自白の証拠能力の制限（第38条第2項） ・自白の証明力の制限（第38条第3項） ・刑罰法規不遡及の原則*，一事不再理の原則*（第39条）

＊刑罰法規不遡及の原則
法令は，その法の施行時以前の事実にまでさかのぼって適用されないという原則。刑法第6条には「犯罪後の法律によって刑の変更があったときは，その軽いものによる」と規定される。

＊一事不再理の原則
刑事裁判で確定判決がなされた事件は，再び起訴することができないという基本原則。

---

2 | 日本国憲法の基本原理　**67**

な市場競争や資産の所有権を無制限に認めると，貧富の差や社会的不平等が広がるなどの弊害が生じる。そのため日本国憲法では，「**公共の福祉**」による制限を明文化している（第22条，第29条）。「公共の福祉」は，社会全体の利益や多数の人々の幸福追求に必要な制約を意味しており，たとえば高速道路建設のために私有地を収用するなど，一部の国民に特別な犠牲を強いた場合には，正当な補償をしなければならないことが規定されている（第29条第3項）。

居住・移転の自由は，身分制のもとで人々を一定の土地に縛っていた制度を廃止することによって，職業選択の自由の前提となるものである。そして，住む場所を自由に選択し，自由に移動できるという，精神の自由・身体の自由の側面も強い。

② 平等権

平等権は，自由権と並んで欠かすことのできない基本的人権である。封建社会の身分制から国民を解放し，「個人の尊厳」（第13条）を守るためには，個人を平等に扱うことが必要だからである。

第14条では，国民はすべて「**法の下に**」平等であり，「人種，信条，性別，社会的身分又は門地*」により差別されないとする**平等原則**を定めている。

しかし，実際の社会には今なお，女性や障害者，性的少数者などへの差別が存在することも事実である。そのような状況を一つずつ改善する努力を，私たちは続けなければならない。

③ 社会権

「個人の尊厳」（第13条）を守るためには，国家権力による不当な干渉を排除するだけでなく，自由権を補完するものとして，国家権力が市民に対して「人間らしい」生活を実現する義務を負う必要がある。それが「権利」という形で認められたのが，社会権である。社会権には大きく**生存権，教育を受ける権利，労働基本権**がある。

①生存権

日本国憲法は，「すべて国民は，健康で文化的な最低限度の生活を営む権利を有する」（第25条第1項）として**生存権**を定め，国が社会福祉，社会保障などにおいて積極的な役割を果たし，福祉国家の道を歩むことを約束している。

生存権の実現には，国による積極的施策が必要となる。そのため，国民が安心して生活できるよう，社会保障や社会福祉サービスを提供し，公衆衛生の向上に努めることが国に義務づけられている（第25条第2項，表4-4）。たとえば生活保護法はその一つであり，生存権の

*門地
家柄や家の格のこと。第14条の「法の下の平等」は，貴族制や封建社会における身分制の打破を主眼とし，出生によって当然に生じる社会的地位や特権的な身分による差別の禁止が明文化されている。

表4-4 社会保障，社会福祉，公衆衛生対策に関連する法律

分野	関連する法律
社会福祉	生活保護法，児童福祉法，老人福祉法，身体障害者福祉法 など
社会保障	国民年金法，国民健康保険法，雇用保険法 など
公衆衛生	保健所法，食品衛生法，公害対策基本法など

理念に基づいて，生活に困窮する国民に対して国が必要な保護を行い，最低限の生活を保障することを目的としている。

②教育を受ける権利

第26条では，すべての国民が「その能力に応じて，ひとしく教育を受ける権利を有する」（第1項），「義務教育は，これを無償とする」（第2項）と定めている。第1項は，国民が政府に対して，合理的な**教育制度**と適切な**教育の場**を提供する措置をとるよう求める権利があることを意味する。第2項は，経済的事由によって教育を受ける権利を害されることがないよう，義務教育に必要な費用は国または地方公共団体が負担し，保護者から徴収しないことを明らかにしている。

この理念を教育の場で生かすために**教育基本法**が制定されている。

③労働基本権

勤労の権利（第27条第1項）は，勤労の機会を得ることによって生存権（第25条第1項）が保障されることを目的としている。職業選択の自由とは異なり，労働意欲や能力を有している者に対して政府は勤労の機会を与えるべきであり，それができない場合には，それに代わる保護をしなければならないという考えに基づいている。この権利を十分保障するために，**職業安定法**などの法律が規定されている。

これに対し，勤労者の**団結権・団体交渉権・団体行動権**（第28条）の労働三権は，労働者の権利を保護するためのものである。労働者は使用者である雇用主に対して相対的に弱い立場にあるため，労働組合による団体交渉をとおして，使用者と対等に交渉することで，生存権（第25条）の保障を実現しようとするものである。

日本国憲法で掲げる労働基本権を十分保障するために，**労働基準法，労働組合法，労働関係調整法**の労働三法が定められている（表4-5）。

4 参政権

参政権は，主権者である国民が直接または間接的に政治に参加することのできる権利で，**選挙権，被選挙権，国民投票権**などがある。

日本国憲法は間接民主制を原則とし，主権者である国民に**公務員**（国および地方公共団体の議員）**を選定・罷免する権利**を保障してい

表4-5 **労働三法**

法律名	具体的内容
労働基準法	労働時間や休日，賃金など労働条件に関する最低基準を定めた法律
労働組合法	労働者の団結権，団体交渉権ないし団体行動権を保障した法律
労働関係調整法	労働者と使用者との対立が起こった場合に，労働委員会がその争議を調整＊することができることを定めた法律

＊労働争議の調整
具体的には，労働委員会が第三者的立場から，斡旋や調停，仲裁といった方法により調整を行う。

る（第15条第1項）。そして，選挙については，普通選挙（第15条第3項），平等選挙（第14条第1項）および投票の秘密（第15条第4項）を保障している。

さらに，国民の意思を政治に直接反映する直接民主制的な権利および制度として，最高裁判所裁判官の国民審査制度（第79条第2項），憲法改正の国民投票（第96条第1項），地方特別法の住民投票（第95条）を定めている。

5 国務請求権

国務請求権とは，基本的人権が侵害された場合に，基本的人権を確保するため，国家に積極的な行為を求める権利であり，**受益権**ともいう。日本国憲法においては**請願権**＊（第16条），**国家賠償請求権**（第17条），**裁判を受ける権利**（第32条），**刑事補償請求権**（第40条）などが保障されている。

＊請願権
国や地方公共団体に対し，要望や苦情などを申し立てる権利。国籍・年齢の制限はなく，未成年や日本在住の外国人も請願できる。

6 新しい人権

社会権が日本国憲法において権利として認められたように，時代や社会の発展に伴い，これまでの権利に加え，新たな権利を認める必要性が生じる場合がある。それが「**新しい人権**」といわれるものである。

①プライバシー権

情報化社会の到来とともに，大量の個人情報が政府や企業などに集まるようになった。「ビッグデータ」とよばれる膨大なデータは，漏洩や濫用の危険を常にはらんでいる。切迫する情報漏洩などの危険から個人のプライバシーを守るためには，従来の通信の秘密（第21条第2項）や住居の不可侵（第35条）の規定だけでは不十分である。

そこで，「個人の尊重」（第13条）に基づいて，**プライバシー権**が「新しい人権」の一つとして認められている。プライバシー権には，**「私生活をみだりに公開されない権利」**とともに，**「自己についての情報が勝手に利用されないようにコントロールする権利」**も含まれており，2003（平成15）年制定の**個人情報保護法**＊で，個人情報の収集や保管，利用に関するルールが厳格に定められた。

＊個人情報保護法
個人情報の保護に関する法律。「個人情報の有用性に配慮しながら、個人の権利や利益を守ること」を目的に，2003（平成15）年に制定された。「個人情報」とは，生存する個人に関する情報であり，氏名，生年月日，住所，顔写真などにより特定の個人を識別できる情報をいう。経済・社会情勢の変化や個人情報に対する意識の高まりなどに対応するため，2015（平成27）年，2020（令和2）年，2021（令和3）年に大きな改正が行われている。

②知る権利

国民は，国や自治体の活動を監視するために，行政機関がもつ情報の開示を請求することができる。これは「**知る権利**」とよばれ，表現の自由（第21条第1項）の「受け手側の自由」に位置づけられる。地方公共団体の情報公開条例につづき，1999（平成11）年に**情報公開法**が制定され，個人情報や，国の安全が害されるおそれのある情報を除き，情報の公開を図り，活動について国民に説明することを行政機関に義務づけている。この説明義務を**アカウンタビリティ**という。

③アクセス権

アクセス権とは，一定の組織や情報に接近・参入または利用する権利をいう。特に**マスメディア**に対し，個人が意見表明や参加の機会提供を求めたり，意見広告や反論記事の掲載を求めたりする権利（反論権）を指すことが多い。

「知る権利」と同様，表現の自由にかかわる権利であるが，マスメディアはあくまで私企業であり，国に関する規定である憲法を直接，権利の根拠とすることはできない。そのため，第21条を具体化する特別な法律を制定することで，私企業に対するアクセス権を認めるべきだという議論がある。

④自己決定権

自己決定権とは，生活のしかたや自らの生命のあり方など一定の個人的事項について，公権力から干渉されることなく自ら決定することができる権利をいう。

自己決定権は**人格権***と密接に関連しており，個人の尊重とともに個人の人格的価値を保障する幸福追求権（第13条）が根拠となる。たとえば，どのような服装や髪形にするか，飲酒や喫煙を行うか，子どもを産むか産まないか，子どもにどのような名前をつけるか，尊厳死を選ぶか，輸血をするかなどについての決定が，問題となったことがある。

⑤環境権

環境権とは，健康かつ快適な生活を維持するために必要な条件として，良好な環境を享受する権利をいう。環境権も憲法上に規定はないが，「新しい人権」の一つとして，日本国憲法第13条の幸福追求権や第25条の生存権を根拠として認められている。

たとえば，航空機の騒音，原子力発電所や廃棄物処分場の建設，マンションや鉄道高架化に伴う景観の悪化，開発事業による希少動植物の減少など，環境をめぐる様々な問題が存在する。グローバル化とともに，環境権は一国の問題にとどまらず，世界的な視野で考えるべき権利となっている。

---

*人格権
憲法第13条が規定する幸福追求権が，「個人の尊重」と結びついて導き出される権利の一つ。生命・身体・自由など身体的側面に関する利益，および個人の名誉や信用，プライバシーなど精神的側面に関する利益を保護する権利を総称して人格権とよぶ。

3 三権分立と国会，内閣，裁判所の役割

　憲法は，権力を立法権，行政権，司法権に区分し，それぞれを国会，内閣，裁判所に帰属させることで権力を分離し，それらが相互に抑制・均衡し合うことで権力の集中および濫用を防いでいる。この制度を**三権分立**（権力分立）という。

① 国会

① 国権の最高機関

　国会は「唯一の立法機関」であり，「国権の最高機関である」（第41条）。これは，国会が主権者である国民の意見を代表するものであり，国政の中心的な役割を担う機関であることを意味する。

② 二院制と衆議院の優越

　日本の国会は衆議院，参議院の**二院制**（両院制）を採用している（第42条）。

　衆議院，参議院の議員の任期には表4-6のような違いがある。

　参議院の任期が衆議院より長く設定されているのは，「国民の意思を反映する」ことに重きを置いた衆議院に対し，その暴走を防ぐ目的を参議院が有しているからである。

　このように性格の異なる両議院によって，国会全体の意思決定が行われる。しかし，現実には意思の一致が難しい場合があるため，憲法では，一定の条件のもとで衆議院の意思決定が優越することを定めている（**衆議院の優越**，表4-7）。

③ 国会の権限

　国会の権限および役割として最も重要なのは，**法律案**を審議し**議決**することである。

　そのほか，**予算の承認**（第83～87条），**条約の締結**に必要な承認を与える権限（第73条第3号），両議院の**国政調査権**（第62条）が与えられている。

Point

● 上院と下院
二院制は通常，上院と下院によって構成される。日本の国会は二院制を採用しており，上院に当たるのが参議院，下院に当たるのが衆議院である。イギリスの上院は「貴族院型」とよばれ，貴族や特権階級および政府から任命された議員により構成されている。一方，アメリカの連邦議会の上院と下院の権限はほぼ等しく，上院は各州2名ずつ，下院は州の人口に応じて議席が振り分けられ，選出方法が異なる。

表4-6 **国会議員の任期**

衆議院議員 （第45条）	任期：**4年** ただし，衆議院の**解散**により期間満了前に議員の地位を失う可能性あり
参議院議員 （第46条）	任期：**6年** **3年**ごとに議員の**半数を改選**する

表4-7 衆議院の優越

法律案の議決 (第59条)	以下の場合，衆議院で**出席議員の3分の2以上の多数で再可決**すれば法律となる ①衆議院で可決した法律案を**参議院が否決**した場合（第2項） ②衆議院の可決した法律案を受け取った参議院が**60日以内に議決しないとき**（第4項）
予算の先議 (第60条第1項)	予算は衆議院が先に審議する
予算の議決 (第60条第2項) 条約の承認 (第61条) 内閣総理大臣の指名 (第67条第2項)	以下の場合，衆議院の議決が国会の議決となる ①参議院が衆議院と異なる議決をした場合に，**両院協議会を開いても意見が一致しないとき** ②衆議院の可決した議案を受け取った参議院が**30日**（内閣総理大臣の指名においては**10日**）**以内に議決しないとき**

　国政調査権とは，国会が国政全般について必要な場合に調査をする権限であり，調査手段として証人の出頭や証言・記録の提出を求めることができる。

　また，**憲法改正の発議権**も国会に属している（第96条第1項）。両院それぞれ総議員の3分の2以上の賛成によって，憲法改正を発議することができる。

●国会と内閣・裁判所

　国会は**内閣総理大臣を指名**し（第67条第1項），内閣の活動に不適当な事由がある場合には，衆議院が**内閣不信任案を決議**することができる（第69条，図4-2）。

　裁判所との関係では，**裁判官弾劾裁判所**を国会に設けることができ

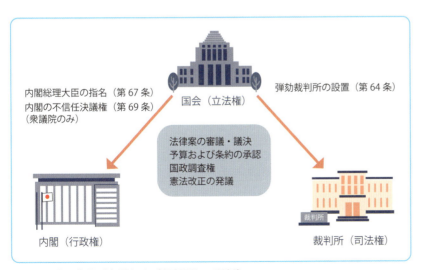

図4-2 国会の権限（内閣および裁判所との関係）

3｜三権分立と国会，内閣，裁判所の役割

る（第64条第1項，図4-2）。裁判官弾劾裁判所では，衆議院と参議院から7名ずつ選ばれた合計14名の国会議員が，罷免の訴追を受けた裁判官の弾劾裁判を行う。

④ 国会の運営および組織

国会には**常会**（通常国会，第52条），**臨時会**（臨時国会，第53条），**特別会**（特別国会，第54条1項）と，**参議院の緊急集会**（第54条第2・3項）がある。

国会の運営は，大きく**本会議**と**委員会**に分けられる。

①本会議

憲法に規定があるのは**本会議**（表4-8）であり，本会議はすべての議員によって構成される。

国会における議事＊は，両議院ともそれぞれ**3分の1以上の議員の出席**が必要である。通常，**出席議員の過半数で議決**され，可否同数の場合は議長により決定される（第56条第2項）。両議院の決定が一致しない場合には，**両院協議会**において意見調整のための協議が行われる。

②委員会

委員会は，法案についての専門的審議を行う場であり，10〜45名ほどの比較的少ない人数の議員によって構成される。衆議院予算委員会（図4-3）なども，この委員会の一つである。

国会の実質的な議論は，本会議ではなく，委員会（常任委員会，特別委員会）を中心に進められる。議案は，委員会の審議および議決を経て，本会議での最終的な議決へと進む。

委員会には，**常任委員会**と**特別委員会**がある（図4-4）。

＊議事
本会議を行うことをいう。

(Point)
●両院協議会
両院各10人から構成される。法律案の議決については任意開催であるが，予算の議決，条約の承認，内閣総理大臣の指名について両院の意思が異なった場合は必ず開催される。

表4-8 **国会の本会議の種類**

常会（通常国会）（第52条）	・毎年1回，1月に召集，会期は**150日間** ・予算や法案などを審議
臨時会（臨時国会）（第53条）	・内閣が必要と認めたとき ・衆議院または参議院どちらかの総議員4分の1以上の要求があったとき ・**衆議院議員の任期満了による総選挙の後** ・**参議院議員の通常選挙の後**
特別会（特別国会）（第54条第1項）	・衆議院が解散され，総選挙が行われた後に召集される（解散から40日以内に総選挙を行い，選挙の日から30日以内に国会を召集）
参議院の緊急集会（第54条第2・3項）	・衆議院の解散中に，緊急の必要がある場合に開催される ・**内閣の要求**により開催

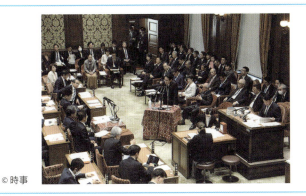

図4-3 予算委員会の様子

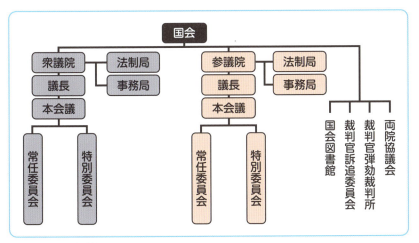

図4-4 国会の組織

　常任委員会は，**国会法**で定められた常設の委員会で，内閣委員会，財務金融委員会，予算委員会など17種類が衆議院と参議院それぞれに設けられている。議員は少なくとも一つの常任委員会に所属しなければならない。

　特別委員会は，特に必要と認められたときに本会議の議決によって設置される。たとえば，災害対策特別委員会，消費者問題に関する特別委員会，原子力問題調査特別委員会などがあげられる。特別委員会は，その名称や目的，委員の数も設置の際の議決によって決定される。

　委員会においては，重要な案件に関して，必要に応じ利害関係者や学識経験者などの専門家の意見を聴くための**公聴会**が開かれる。

5 議員の特権

　国会議員は，大きく**歳費受領権，不逮捕特権，免責特権**という3つの特権を有している（表4-9）。歳費受領権は，資産の有無にかかわら

(Point)
●公聴会
予算委員会の場合，総予算の審議については必ず開催しなければならないとされている。重要な歳入法案（増税法案など）についても開催されることが多い。

表4-9 **国会議員の特権**

歳費受領権 （第49条）	国庫から相当額の歳費を受ける
不逮捕特権 （第50条）	原則：国会の会期中は逮捕されない 例外：院外における現行犯罪 　　　議員の所属院の許諾のある場合 会期前に逮捕された場合，所属院の要求があれば，会期中は釈放しなければならない
免責特権 （第51条）	議院で行った演説，討論または評決について，院外で責任を問われない

ず，議員としての活動ができるよう与えられる金銭であり，不逮捕特権や免責特権は，議員の自由な活動を保障するための規定である。

❷ 内閣

行政権を有するのが**内閣**である（第65条）。行政とは，国会が定めた法律に基づいて，具体的に政策を実行することをいう。

内閣の具体的な権能は次のようなものである（第73条）。

・法律を執行する
・外交関係を処理する
・条約を締結する
・一般行政事務を担当する
・予算を編成して国会に提出する
・行政を行うために，法律の範囲内で政令を定める
・恩赦を決定する
・国会に法律案を提出する（第72条）
・天皇の国事行為に対して助言と承認を行う（第3条，第7条）

① 内閣の権限

日本は**議院内閣制**を採用しており，内閣は国民の代表である議会の信任に基づいて成立し，国会に対して連帯責任を負う（第66条第3項）。国会が内閣を支持しない場合，すなわち衆議院で内閣の不信任が議決されたときは，内閣は衆議院を解散するか，または総辞職をしなければならない（図4-5）。

内閣は，最高裁判所長官を指名し（第6条第2項），最高裁判所のその他の裁判官を任命し（第79条第1項），最高裁判所の提出する名簿に従って下級裁判所の裁判官を任命する（第80条第1項）（図4-5）。

（Point）

●**議院内閣制**

18世紀のイギリスを発祥とする政治形態。日本国憲法は議院内閣制を採用しており，次のような規定がある。

①内閣総理大臣は，国会議員のなかから国会が指名する（第67条第1項）。
②国務大臣の過半数が国会議員でなければならない（第68条第1項）。
③内閣は連帯して国会に対して責任を負う（第66条第3項）
④内閣は，衆議院で不信任の決議案を可決，または信任の決議案を否決したときは，10日以内に衆議院が解散されない限り，総辞職をしなければならない（第69条）
⑤内閣総理大臣が欠けたとき，または衆議院議員総選挙の後に初めて国会が召集されたとき，内閣は総辞職しなければならない（第70条）

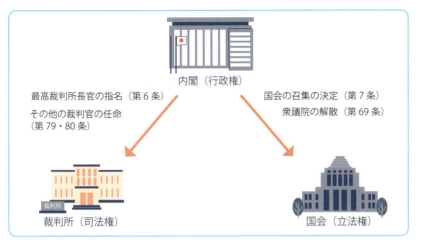

図4-5 内閣の権限

② 内閣の組織

　内閣は，首長である**内閣総理大臣**およびその他の**国務大臣**から構成される**合議体**＊である（第66条第1項）。国務大臣の数は，内閣法により，原則として定員14人以内，特別な必要がある場合には3人を上限に増員し17人以内と定められているが（内閣法第2条第2項），特別法により定員自体が増員＊される場合もある。

　国務大臣は，内閣の構成員であると同時に，「主任の大臣」として行政事務を分担管理するのが通例であるが，省庁に属さず，行政事務を分担管理しない「**無任所大臣**」を置くこともできる（内閣法第3条）。無任所大臣の例としては，少子化対策担当大臣，金融担当大臣などがあげられる。

③ 内閣総理大臣の権限

　日本国憲法は，内閣総理大臣の権限が強化されている点に特徴があり，具体的には次のような条文に示されている。
- 内閣総理大臣は内閣の**首長**である（第66条第1項）
- 内閣総理大臣は，他の国務大臣を**任命・罷免する権限**をもつ（第68条）
- 内閣総理大臣は，**内閣を代表**して国会に対して議案を提出し，一般国務や外交について報告する（第72条）
- **閣議**（p.78コラム）は内閣総理大臣が主宰する（内閣法第4条第2項）

＊合議体
　複数人の意思を総合して意思決定を行う組織体をいう。内閣の意思決定は全大臣の合議（閣議）によって行う。

＊（国務大臣の）増員
　東日本大震災後の復興庁設置に伴う復興大臣（2012［平成24］年），東京オリンピック開催に伴う五輪担当大臣（2015［平成27］～2022［令和4］年），関西万博に向けた国際博覧会（万博）担当大臣（2020［令和2］～2026［令和8］年3月末予定）などが追加で任命されている。2024［令和6］年8月現在，定員16人，上限19人体制となっている。

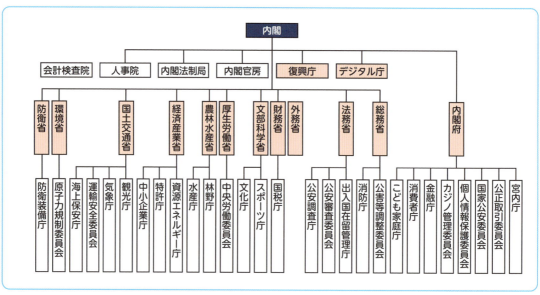

図4-6 日本の行政機関組織図（2023年8月1日時点）

4 行政の運営および組織

　行政権を行使するために，**内閣総理大臣**は行政各部を指揮監督する権限をもつ（第72条）。そして，実際に行政事務を行うのは府，省，庁，委員会などの行政機関である。

　行政機関は一般的に国務大臣を長とし，2023（令和5）年8月現在1府13省庁体制である（図4-6）。

③ 裁判所

　社会で生じる様々な争いを憲法や法律に基づいて解決することにより，「**法の支配**」を実現するのが司法の役割であり，司法権は裁判所

コラム　閣議

　閣議とは，内閣総理大臣およびその他の国務大臣によって組織される，内閣の会議をいう。法律案など，内閣が決めることになっている事項は，すべて閣議で決定される。

　閣議には，大きく分けて**定例閣議**，**臨時閣議**，**持ち回り閣議**の3種類がある。
・定例閣議：定例日に開催される閣議をいう。原則として毎週火曜日と金曜日，首相官邸の閣議室において午前10時（国会開会中は午前9時）から開催される。
・臨時閣議：緊急を要する場合に，臨時に開催される。
・持ち回り閣議：早急な処理を要する案件について，電話連絡などにより行われる。

　閣議での決定は**全会一致**が原則である。議事進行および閣議後の記者会見による内容の公表は**内閣官房長官**が担当する。

に属する（第76条第1項）。

① 司法権の独立

　公正な裁判が行われるためには，司法権が立法権や行政権など外部の圧力や干渉を受けることなく独立していること（**裁判所の独立**），裁判官一人ひとりが他の裁判官や国会，内閣など他の国家機関からの圧力や干渉を受けないこと（**裁判官の独立**，第76条第3項）が必要である。これらを合わせて**司法権の独立**という。

　日本国憲法は，裁判官の独立を確保するために，裁判官の身分を保障している。たとえば，心身の故障のため職務を果たすことができない場合や，国会の**裁判官弾劾裁判所**で罷免が決定された場合以外，裁判官は罷免されない（第78条）。また，一定の年齢に達するまでの身分と報酬が保障されている（第79条第5・6項，第80条）。

　なお，最高裁判所の裁判官は，国民の投票により適任であるか審査される（第79条第2〜4項）。

② 裁判所の構成と三審制

　裁判所には最高裁判所と下級裁判所（高等裁判所，地方裁判所，家庭裁判所，簡易裁判所）がある。

　日本は，国民の正しい裁判を受ける権利を十分に保障するため，第一審，第二審（控訴審），第三審（上告審）という3つの審級の裁判所を設けることで，同じ事案について原則として3回まで裁判を受けることができる制度を採用している（**三審制**）。

　また，一度判決が確定した裁判であっても，一定の重大な理由がある場合，再度裁判をやり直す**再審制度**を採用している。

　裁判は原則として**公開**されなければならない（第82条第1項）。

コラム　省庁再編

　2001（平成13）年に実施された中央省庁再編は，行政組織のあり方を抜本的に見直すものであり，①内閣機能の強化，②縦割り行政の是正，③行政のスリム化を目的とした。

　具体的には，①各省に大臣に加えて新たに副大臣や大臣政務官を置く（**政務三役**）ことで，大臣の政治主導を支える体制を整備（内閣機能の強化），②国務大臣を20人以内→17人以内，省庁数22→12，官房・局数128→96へそれぞれ削減（縦割り行政の是正），③民営化・民間委託の促進や国家公務員定員の削減（行政のスリム化）などが行われた。

　中央省庁再編により，縦割り行政や官僚政治を原因とする，政策のスピード感の欠如といった弊害が改善され，政府独自の視点による政策実行が可能となってきたといわれている。

③ 違憲審査権

裁判所は，一切の法律，命令，規則，処分が憲法に適合しているかを，裁判をとおして判断する権限をもっている（第81条）。これを**違憲審査権（けんしんさけん）**という。そして，最終的判断を下（くだ）す最高裁判所は，「**憲法の番人**」とよばれている。

コラム　司法制度改革

判決までの期間の長さや，国民の意識とかけ離れた判決内容，裁判所や弁護士へのアクセスのしにくさなどの指摘を受け，1999（平成11）年以降，司法制度に関する様々な改革が行われた。これを**司法制度改革**という。2004（平成16）年までの間に24本の法律案が国会において可決・成立し，2009（平成21）年の裁判員制度開始で司法制度改革関連の法律はすべて施行された。主な改革内容として，次のような制度が新設・導入されている。

裁判の充実・迅速化	公判前整理手続*，計画審理
法律支援制度	日本司法支援センター（法テラス）*の設置
知的財産への対応	知的財産高等裁判所の設置
労働事件への対応	労働審判制度の導入
人的基盤の整備	法科大学院制度，新司法試験導入
国民の司法参加	裁判員制度の導入
その他	専門委員制度*，被害者参加制度*などの導入

コラム　裁判員制度

2009（平成21）年に開始した裁判員制度は，市民が裁判官と一緒に刑事事件の法廷に立ち会い，判決にも関与する制度である。2023（令和5年）の裁判員裁判対象事件の被告人（延べ人員）は972人であった。

罪名別では強盗致傷が259人と最も多く，以下，殺人202人，覚醒剤取締法違反123人，放火100人とつづき，全体の有罪率は98.5％となっている。

また，裁判員が選任手続や公判，評議などのために裁判所に出席した平均職務従事日数は8日，平均職務従事時間は27.8時間であった。

裁判員の選任手続きは，次のような流れで進められる。

①前年の秋頃，選挙人名簿登録者*の中から，翌年の裁判員候補者をくじで選び，地方裁判所ごとに名簿を作成

②名簿に記載された裁判員候補者に「裁判員候補者名簿への記載のお知らせ」（名簿記載通知）と調査票を送付し，辞退希望*の有無，参加困難月*の有無，裁判員になることができない職業についているかどうか（就職禁止事由*）などを聞く

③翌年，各地方裁判所が事件ごとに裁判員候補者をくじで選定し，「裁判員等選任手続期日のお知らせ」（呼出状）を送付

④選任手続期日当日，裁判所で裁判員6人を選定

＊公判前整理手続
　刑事裁判において，公判前に，裁判官，検察官や弁護人が協議のうえ，証拠や争点を絞り込むことで，迅速かつ充実した裁判を目指す手続き。

＊日本司法支援センター（法テラス）
　借金，離婚，相続など，様々な法的トラブル解決のための総合的な法律サービス提供機関として，総合法律支援法に基づき2006（平成18）年に開設された。全国各地の法テラス地方事務所やサポートダイヤルで，困りごとの内容に応じた情報提供や相談を無料で行う。

＊専門委員制度
　専門的知識や経験を有する非常勤の裁判所職員が，最高裁判所から任命されて，裁判官の知識や経験を補うために裁判（判決を除く）に関与する制度。

＊被害者参加制度
　一定の刑事事件などの被害者や遺族が公判期日に出席し，被告人質問など刑事裁判に参加する制度。

＊選挙人名簿登録者
　地方裁判所ごとに，管内の市区町村の選挙管理委員会が，国政選挙の選挙権を有する人の中から，くじで選んで名簿を作成する。

＊辞退希望
　70歳以上，学生・生徒，重い疾病・障害，過去5年以内に裁判員などの職にあった場合は，1年間を通じて辞退できる（裁判員法第16条）。

＊参加困難月
　仕事上の事情，葬儀などの重要な用事・予定，出産予定，重い疾病や傷害，介護，育児などの事情で上限2か月まで認められる（裁判員法第16条）。

＊就職禁止事由
　被告人や被害者の関係者のほか，国会議員や国務大臣，法曹関係者，自治体の長，自衛官などが禁止事由に該当する（裁判員法第15条）。

4 市民生活と法

　これまで，民主主義と法の役割という観点で，憲法を中心に，国と国民の関係や国のしくみについて学んできた。

　ここでは，法律が私たちの日常生活にどのようにかかわっているかという観点で，私法の一般原則を定めている民法を中心に学習する。

❶ 私法

　市民（個人および法人）相互の関係について定めた法を**私法**という。これに対し，憲法のように国と国民の関係について定めた法は，**公法**とよばれる。

　私法には，①**権利能力平等の原則**，②**所有権絶対の原則**，③**私的自治の原則**の3つの基本原則がある。

① 権利能力平等の原則

　階級や職業，年齢，性別などにかかわらず，すべての人が差別されることなく，平等に権利義務の主体となる資格（権利能力）を有するとする原則をいう。民法第3条では「私権の享有は，出生に始まる」とし，人が生まれながらにもつ自然権を明記している。

② 所有権絶対の原則

　所有権は，何ものからの拘束を受けることなく，その物を自由に使用し，利益を得たり処分したりできるとする原則をいう。

　封建社会においては，自由な所有権という概念は存在せず，土地の所有者である領主がその土地の人民を支配し，土地などの所有関係が身分制度と密接に関連していた。現代の資本主義社会においては，自分の財産を自由に所有できるとする**私有財産制度**が採用されている。日本国憲法においても私有財産の不可侵（第29条*第1項）を定め，また，民法第206条*も「**使用**」「**収益**」「**処分**」の自由を伴う近代的所有権を規定している。

　しかし，資本主義の高度な発展は貧富の差を生じ，社会的弊害を生むことが指摘され，所有権にもそれ自体に内在する制約があると考えられるようになった。

　そこで，日本国憲法においても，財産権の内容は**公共の福祉**による制限を受けると定められている（第29条第2項）。また民法も，私権の行使に限界があること（第1条*），所有権も「法令の制限」を受けることを明記している（第206条）。 このほか借地借家法や土地収用法，大気汚染防止法，建築基準法，消防法などによって，所有権に

---

*日本国憲法第29条
①財産権は，これを侵してはならない。
②財産権の内容は，公共の福祉に適合するやうに，法律でこれを定める。
③私有財産は，正当な補償の下に，これを公共のために用ひることができる。

*民法第206条
所有者は，法令の制限内において，自由にその所有物の使用，収益及び処分をする権利を有する。

*民法第1条
①私権は，公共の福祉に適合しなければならない。
②権利の行使及び義務の履行は，信義に従い誠実に行わなければならない。
③権利の濫用は，これを許さない。

第4章　民主主義と法の役割

対する制限が定められている。

　所有権絶対の原則は，あくまでも封建的な負担から解放された自由な所有権という歴史的意義に重点があり，身勝手な自由を認めるものではない点に注意が必要である。

③ 私的自治の原則

　私人の間の法律関係は，個人の自由意思に基づいて形成できるという考え方を**私的自治の原則**という。そして，この原則から必然的に導かれるものとして，**契約自由の原則**と**過失責任の原則**がある。

①契約自由の原則

　契約自由の原則は，物の売買や賃貸借のような，経済生活での契約における私的自治の原則を表すものである（民法第521条*）。私的自治の原則と契約自由の原則は，ほぼ同義で用いられる。

　契約自由の原則には，**契約締結の自由**のほか，契約の**相手方選択の自由**，**契約内容の自由**，**契約方式の自由**の4つがある（表4-10）。

②過失責任の原則

　過失責任の原則とは，自由な活動の結果，**故意または過失**により他人に損害を与えた者は，被害者に対して**損害賠償責任**を負うとする原則である（民法第709条*）。それは，過失がなければ責任を問われないということでもあり，個人の行動の自由を保障するための原則とされる。

　ただし，被害者保護の観点から，被害者が加害者の過失を立証しなくても，原則として法的責任を負わせることができる**無過失責任**を定める特別法*も存在する。たとえば製造物責任法（PL法）では，製造物の欠陥により他人の生命，身体，財産を侵害したときは，賠償責任を負うとされる（第3条）。無過失責任には，危険を作り出した者は責任を負うべき（危険責任），利益を得る過程で損害を与えた者はその利益を損害賠償に充てるべき（報償責任），という二つの考え方がある。

---

*民法第521条
①何人も，法令に特別の定めがある場合を除き，契約をするかどうかを自由に決定することができる。
②契約の当事者は，法令の制限内において，契約の内容を自由に決定することができる。

*民法第709条
故意又は過失によって他人の権利又は法律上保護される利益を侵害した者は，これによって生じた損害を賠償する責任を負う。

*特別法
特定の人や場所，行為などに限定して適用される法律。ある事柄について特別法がある場合には，特別法が優先し，特別法に定められていないことについては，一般法が適用される。
無過失責任を定める特別法には，製造物責任法（PL法）のほか，自動車損害賠償保障法，大気汚染防止法，水質汚濁防止法などがある。

*民法第522条
①契約は，契約の内容を示してその締結を申し入れる意思表示に対して相手方が承諾をしたときに成立する。
②契約の成立には，法令に特別の定めがある場合を除き，書面の作成その他の方式を具備することを要しない。

表4-10 契約自由の原則の4つの内容

契約締結の自由	「契約を締結するかどうか」を自由に判断することができる（民法第521条第1項）
相手方選択の自由	「誰と」契約を締結するか自由に判断することができる
契約内容の自由	「どのような内容の」契約を締結するか自由に判断することができる（民法第521条第2項）
契約方式の自由	「どのような方式（形式）で（書面か口頭か等）」契約を締結するか自由に判断することができる（民法第522条*第2項）

❷ 民法と契約

　契約とは，法的な効果が生じる約束であり，「当事者同士の**意思表示が合致**することで成立」することが，**民法**で規定されている（第522条第1項）。契約により生じる法的な効果は，**権利**および**義務**の発生であり（図4-7），契約を締結すると，当事者は契約に拘束される。

　もし相手方が約束を守らない場合，契約違反（**債務不履行**）として，売買契約であれば「品物を引き渡す」「代金を支払う」ことを**請求**したり，「品物を引き渡してもらえなかったことで発生した損害の賠償」として**損害賠償請求**をしたり，「品物を引き渡さない場合」は契約を**解除**することができる（民法第414条，第415条，第541条，第542条）。

　契約において，債権（権利）をもつ者を**債権者**，債務（義務）を負う者を**債務者**，債務の内容である義務を果たすことを**弁済**という。

1 契約の種類

　契約には**典型契約**と**非典型契約**がある。

　典型契約は民法が定める13種類の契約であり（表4-11），非典型契約は，民法に規定がない契約をいう。非典型契約は契約内容を自由に定めることができるため，企業間取引で多く使われる。リース契約やライセンス（使用許諾）契約，OEM契約＊などがその例である。

　医療（診療）契約については，直接定めた条文が民法にないため，これを典型契約とみなすか，非典型契約とみなすかについて古くから裁判で争われてきたが，民法上の準委任契約＊（民法第656条）とみ

＊OEM（Original Equipment Manufacturing）契約
OEMは「自社製品の製造」を意味し，OEM契約は自社ブランド商品を作る際，製造工程を他社に委託する場合に締結される。OEM契約により製品の開発や製造にかかるコストを削減できるため，製品のラインナップを充実させることができるなどのメリットがある。

＊準委任契約
特定の業務（法律行為でない事務）を行うことを定めた契約であり，業務委託契約の一種。

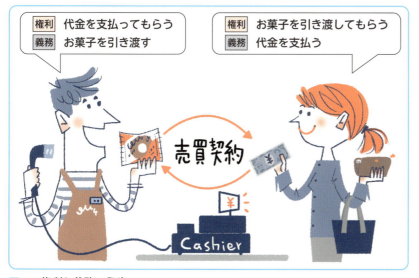

図4-7 権利と義務の発生

表4-11 **典型契約**

贈与契約（民法第549～554条）　　　　請負契約（民法第632～642条）
売買契約（民法第555～585条）　　　　委任契約・準委任契約（民法第643～656条）
交換契約（民法第586条）　　　　　　　寄託契約（民法第657～666条）
消費貸借契約（民法第587～592条）　　組合契約（民法第667～688条）
使用貸借契約（民法第593～600条）　　終身定期金契約（民法第689～694条）
賃貸借契約（民法第601～622条の2）　　和解契約（民法第695～696条）
雇用契約（民法第623～631条）

表4-12 **契約不適合責任の内容**

種類	内容
追完請求権（第562条）	修補や代替品の引渡しを請求することができる
代金減額請求権（第563条）	品質不良などの場合に，代金の減額を請求することができる
損害賠償請求権（第564条）	損害が発生した場合，損害賠償を請求することができる
契約解除（第564条）	契約を解除することができる

なすのが通説である。準委任契約とした場合，病院や医師は，適切な診療および治療を行ったという「行為」が義務の内容となるため，治癒したかどうかという「結果」に対する責任を問われにくくなり，過度なリスクを避けて，より柔軟な医療行為ができるというメリットがある。

また，契約には対価（金銭などのような経済的利益あるもの）を伴う**有償契約**と，伴わない**無償契約**がある。有償契約の最も典型的な例が売買であり，賃貸借，雇用，請負，有償委任などにも原則，売買の規定が準用される（民法第559条）。

② 契約の責任

有償契約は対価を伴う分，相手方に対して負担する義務が無償契約より強い。

たとえば売買契約において，売主は品物の「種類，品質または数量」について契約内容と適合しなかった場合，**契約不適合責任**（表4-12）を負うと定められている（民法第562～564条，第559条）。

③ 契約の無効，取消し

原則として，契約当事者は契約に拘束されるが，例外的に契約が**無効または取り消される**場合がある（表4-13）。

(Point)

●**契約の無効または取り消し**

「無効」は，法律行為の効力が最初から生じないものである。「取り消し」は，いったんは法律行為の効力を認めたうえで，取り消し権をもつ者がそれを取り消すことにより，その行為時にさかのぼって効力を否定するものである

表4-13 民法上，契約が無効または取り消される場合

	種類	内容
取り消し	未成年者取消権 （第5条第2項）	未成年者が法定代理人の同意なく契約した場合
	錯誤 （第95条第1項）	契約内容の重要事項について「錯誤」があった場合
	詐欺・強迫 （第96条）	契約を結ぶ際に騙されたり，強迫されたりした場合
無効	公序良俗違反 （第90条）	公序良俗に反する契約

表4-14 契約自由の原則の例外・修正

特別法ないし制度	趣旨
クーリングオフ制度 （特定商取引に関する法律）	消費者と企業間の情報の質・量，交渉力の差から消費者を保護する制度
消費者契約法	事業者の不当な勧誘や契約条項から消費者を保護する法律
労働基準法，最低賃金法	労働者を保護し，雇用者との間での実質的平等を図るための法律
借地借家法	土地や建物の賃借人を保護するための法律
利息制限法	利息の上限を定めることで債務者を保護するための法律

④ 契約自由の原則の例外・修正

　契約自由の原則は，対等な個人同士が契約を締結することを前提としている。しかし現実には，必ずしも対等とはいえない個人間で契約が行われることもある。たとえば，一般消費者と企業とでは，商品に対する情報の質・量および交渉力に明らかな差があるが，一律に契約自由の原則を適用すれば，消費者にとって不平等，不公正な結果となりかねない。

　そこで，こうした場面における実質的な平等を図り，社会的・経済的弱者を保護するため，特別法や制度によって契約自由の原則が修正されている（表4-14）。

　また，企業どうしの取引についても，親事業者（大企業など）と下請け事業者（中小企業など）の契約において，親事業者の優越的地位の濫用を規制する下請法＊や，フリーランスの事業者に仕事を発注する事業者に対して，取引条件の明示などを定めたフリーランス新法＊などがある。

(Point)

◉クーリングオフ制度
一定の商取引において，消費者が商品やサービスを購入後一定期間内であれば無条件で申し込みの撤回または契約を解除できる制度である。たとえば，訪問販売や電話勧誘などで商品を購入した後，冷静に考えて不要だと判断した場合，この制度を使って契約を取り消すことができる。これにより，消費者は不意な訪問販売などによる一時的な判断ミスから自分を守ることができる。

＊下請法（下請代金支払遅延等防止法）
独占禁止法の特別法であり，下請事業者に対する，親事業者の優越的地位の濫用行為を取り締まるための法律。受領拒否，返品，下請代金の支払の遅延・減額，買いたたきなどのほか，親事業者の不公正な行為を公正取引委員会などに知らせた下請事業者に対し，取引停止などの不利益な取扱いをする報復措置も規制されている。

＊フリーランス新法（特定受託事業者に係る取引の適正化等に関する法律）
フリーランスの安定した労働環境整備などを目的に，2023（令和5）5月に公布された新しい法律。フリーランスへ仕事を発注する事業者に対し，報酬の支払期日の設定や書面による取引条件の明示など，業務委託の際の遵守事項を定めている。

第4章 民主主義と法の役割

4｜市民生活と法　**85**

章末問題

1 社会契約説の考えは，ホッブス→ロック→【 **❶** 】と徐々に発展していった。

2 法の支配は【 **❷** 】へと発展した。【 **❷** 】とは，【 **❸** 】による政治を基本原理とする。

3 日本国憲法の三大基本原理は，【 **❹** 】，【 **❺** 】，平和主義である。

4 前文の恒久平和主義を具体化するために，日本国憲法第9条は「戦争の放棄」「【 **❻** 】の不保持」「【 **❼** 】の否認」を規定している。

5 日本国憲法は，信教の自由の保障を確実にするために，【 **❽** 】の原則について詳細に定めている。

6 日本国憲法が定める，いわゆる労働三権とは，勤労者の団結権・【 **❾** 】・【 **❿** 】である。

7 日本の国会は衆議院，参議院の両議院からなる【 **⓫** 】を採用している。

8 国会の会議には常会（通常国会），臨時会（臨時国会），【 **⓬** 】，参議院の緊急集会の4種類がある。

9 国会議員は，大きく歳費受領権，不逮捕特権，【 **⓭** 】という3つの特権を有している。

10 行政権は【 **⓮** 】に属する。

11 日本は【 **⓯** 】を採用しており，【 **⓮** 】は国会に対して連帯責任を負う。

12 わが国は，「第一審」「第二審（控訴審）」「第三審（上告審）」という3つの審級の裁判所を設けることで，同じ事案について原則3回まで審理を受けられる【 **⓰** 】を採用している。

13 私法には，権利能力平等の原則，所有権絶対の原則，【 **⓱** 】の3つの基本原則がある。

14 契約自由の原則には，契約締結の自由のほか，契約の【 **⓲** 】の自由，契約内容の自由，契約方式の自由の4つがある。

15 契約には，民法が定める13種類の契約からなる【 **⓳** 】契約と非【 **⓳** 】契約がある。

16 売買契約において，売主は品物の「種類，品質または数量」について契約内容と適合しなかった場合，【 **⓴** 】を負う。

▶答えは巻末

第**5**章

経 済 活 動

　経済活動は私たちの生活と切っても切れないものである。しかし，
「物価が高くなって生活が厳しい」というような「モノを売ったり
買ったりする」生活に密着した活動と，「日経平均株価が史上最高
値を更新した」というような「株や債券を売り買いする」活動は，
性質の異なる経済活動である。現代社会においては，前者を「実体
経済」または「実物経済」，後者を「貨幣経済」または「金融経済」
とよぶ。

　本章では，第1節で「実体（実物）経済」について，主流となっ
ている資本主義市場経済を中心に学び，第2節で「貨幣（金融）経済」
について概観する。そして，第3節で「国のお財布」ともいえる財
政と社会資源について学び，経済活動全般を見渡していく。

1 市場経済のしくみ

❶ 市場経済とは

① 経済とは

　経済とは，**希少性**のある有限な資源を人々が十分に手に入れるためのしくみである。大昔の人々は火や水，そして食料などを自給自足によって得ていた。自給自足経済では，「生産者」「消費者」の二者のみが存在し，両者は原則として一体，つまり同じである。

　しかし，消費者は自分で得られるもの以上のものが欲しくなり，生産者は自分で消費する以上の価値が欲しくなる。そこに分業が生まれ，生産者と消費者が時間的にも距離的にも分離するにつれ，両者をつなぐための「分配（流通）」が必要となった。

　このような「**生産→分配→消費**」という一連のつながりを経済，その流れを行うしくみを経済体制という。

② 代表的な経済体制

　経済体制は，時代や国，社会によって異なる。代表的な経済体制は**市場経済**と**計画経済**である。

①市場経済

　市場経済は，企業や個人が**利潤の追求**を目的として「財」や「サービス」を生産し，**市場**における**自由競争**のもとで配分する形態の経済であり，**資本主義経済**ともいう。

　経済活動の自由度は高いが，財産権（私有財産制）や取引の自由など，一定の法的条件を必要とする。

②計画経済

　企業や個人が「財」や「サービス」を生産するが，その数量および価格を**国家**が定める形態の経済であり，**社会主義経済**または**指令経済**とよばれる。経済資源や労働力を計画的に運用することができるため，特定の産業を集中的に発展させることには向いている一方で，利潤を生じないため労働意欲がわきにくいという欠点がある。

　現在では計画経済の実施国は少なく，朝鮮民主主義人民共和国（北朝鮮）やキューバなど一部の社会主義国に限られ，その両国も市場経済を一部容認しているといわれている。

③ 市場経済と市場メカニズム

　現在，世界の主流は**市場経済**である。自由競争のもとで配分される

「財」や「サービス」の数量・価格は，誰も支配することはできず，完全に自由な**市場メカニズム**によって決まる。

市場メカニズムとは，生産者や消費者が個々に利己的な行動を行い，財やサービスの需要・供給のバランスにより価格が変動し，価格が変動することで需要と供給が調整され，効率的な資源配分が行われることをいう。

① 需要・供給と価格の決定

消費者（需要側）は商品をできるだけ安く買いたいと考えるため，ほかの条件が一定のとき，価格が高いほど需要量が減る（**需要曲線**は右下がり）。

一方，生産者（供給側）はなるべく高く売りたいと考えるため，価格が高いほど供給量は増える（**供給曲線**は右上がり）。

完全競争市場＊では，最終的に需要曲線と供給曲線の交点（均衡点）で需要量と供給量が一致し，価格も決定する。これを**均衡価格**という（図5-1）。

価格が同じでも個人の所得が増加したり，財やサービスが人気となり需要量が増加したりしたときは，需要量が供給量を上回り（超過需要，品不足），**需要曲線は右に移動**する。逆に所得が減少したり，財やサービスの人気が落ちたりして需要量が減少したときは，**需要曲線が左に移動**する。

一方，供給側に変化のある状況，たとえば原材料価格の低下や豊作などが起こると，同じ費用でより多く供給することが可能となるため，**供給曲線は右に移動**する。逆に原材料価格が高騰したり，凶作などが起こったりすると，同じ費用で少ない量しか供給できなくなるため**供給曲線が左に移動**する。

＊完全競争市場
消費者と生産者が多数存在するなどの条件を満たした状態。

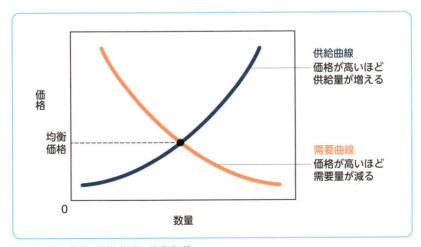

図5-1 需要曲線・供給曲線と均衡価格

＊価格の自動調整機能
アダム＝スミスは著書『国富論』のなかで、この価格の自動調整機能を「見えざる手」とよんだ。

このように需要・供給曲線が移動すれば、均衡価格も移動する。価格の変動によって、需要量と供給量のギャップが解消されることを**価格の自動調整機能**＊という。

❷ 市場経済における政府の役割

① 世界の経済の歴史と政府の役割の変遷

19世紀までは、経済も自由放任主義が主流であったが、20世紀初めの世界恐慌を経て、政府の介入がある程度必要とされるようになった。世界経済の大きな流れをまとめると次のようになる。

＊アダム＝スミス（Adam Smith, 1723-90）
イギリスの経済学者、思想家。「近代経済学の父」とよばれる。著書『国富論』において、「個人が自分の利益を追求することによって、神の見えざる手に導かれるかのように社会全体で適切な資源配分がなされ、社会の繁栄と調和につながる」と述べ、市場原理に基づく自由競争が経済成長につながると主張した。

(Point)

●ニューディール政策
アメリカ大統領ローズベルトが1930年代に行った経済政策。連邦政府による積極的な経済介入を基調とし、金本位制の廃止、管理通貨性の導入のほか、農業調整法（AAA）、全国産業復興法（NIRA）、社会保障法の制定、テネシー川流域開発公社（TVA）設立などを実施した。

＊ケインズ（John Maynard Keynes, 1883-1946）
イギリスの経済学者であり、「ケインズ経済学」の提唱者。アダム＝スミスが「市場経済は放っておいても見えざる手によっていずれ安定する」と考えたのに対し、ケインズは「市場は放っておけば不安定になる」と考え、不況時には政府の財政出動による有効需要の創出が必要であることを提唱した。主著は『雇用・利子および貨幣の一般理論』。

19世紀

自由放任主義（レッセ＝フェール）
・産業革命を経て資本主義経済が確立
・アダム＝スミス＊「見えざる手」
・各国政府は原則不介入

1929

世界恐慌

20世紀

大きな政府（修正資本主義、混合経済体制）
・政府の政策的介入による景気および雇用安定策
　→アメリカ「ニューディール政策」
・ケインズ＊→有効需要の創出を提言

石油危機／低成長時代に突入、財政赤字拡大

小さな政府（新自由主義）
・規制緩和と民営化による緊縮財政
　→金融自由化、労働自由化
・歳出削減と減税

格差拡大／気候変動／コロナ禍／紛争

21世紀

大きな政府復活へ
・MMT（現代金融［貨幣］）理論＊の登場
・コロナ禍克服、気候変動、国防などに対応するため政府の関与が拡大

② 市場の失敗

市場において，価格の自動調整機能がうまく働かない場合を**市場の失敗**という。主な原因として①**公共財**，②**寡占・独占**，③**情報の非対称性**，④**外部経済・外部不経済**がある。

①公共財

公共財*には，対価を支払わない人も制限されずに消費できる「**非排除性**」と，多くの人が同時に消費でき，ある人が多く消費してもほかの人の消費を減らさない「**非競合性**」という性質がある。これらの性質をもつ財やサービスには，市場メカニズムが機能しないため，市場に任せると供給量が過少になり問題が生じる。

②寡占・独占

プライスリーダー（価格先導者）の企業が存在したり，企業同士が価格カルテルを締結したりすると，価格競争の不完全性が生じる。たとえば，プライスリーダーが価格を引き上げ，他社がそれに追随するケースでは，その価格は市場価格とは異なる。価格競争の不完全性が生じると，市場の価格の自動調整機能がうまく働かず高価格になりやすい。売り手が少数の寡占市場や，売り手が一社のみの独占市場の場合に起こりやすい。

独占の形態として次のものがある。

●カルテル

同じ業種の複数の企業が相互に連絡を取り，商品の価格や数量などを共同して取り決める行為をいい，独占禁止法によって禁止されている。価格カルテル，数量制限カルテル，取引先制限カルテルなどがある。

●トラスト

同じ業種の複数企業が資本的に結合する市場独占形態の一つであり，日本では，独占禁止法第9〜18条における企業結合規制によって禁止されている。

●コンツェルン

異なる業種の複数企業が資本的に結合し，実質的に1つのグループとなる形態をいう。日本の旧財閥系企業や「○○ホールディングス」などがこれに当たる。独占禁止法で禁止されていない。

③情報の非対称性

市場における取引に必要な情報が供給側である企業に偏ると，需要側である消費者は正確な情報をもたない不利な取引となり，市場での適切な取引が行われにくくなる。

④外部経済・外部不経済

個人や団体の経済活動が，市場を通さないところで第三者に良い影

＊MMT（現代金融［貨幣］）理論
ケインズ経済学をルーツに2019年以降知られるようになった新しい理論。自国通貨をもつ国家は通貨の発行に制約を受けないため，自国通貨建てで国債を発行している限り，赤字が拡大しても財政破綻には陥らないとする。

＊公共財
道路，公園，消防，警察，公衆衛生サービスなど。

第5章　経済活動

1｜市場経済のしくみ　**91**

響を与える（利益をもたらす）ことを**外部経済**，逆に悪い影響を及ぼす（不利益をもたらす）ことを**外部不経済**という。たとえば，もともと居住していた地域に新しく駅ができることで利便性が良くなり，不動産価値が上がることは外部経済，大気汚染などの公害により健康被害を受けることは外部不経済である。

外部経済は市場に任せると供給過小*，外部不経済は供給過大*となりがちである。

3 政府の役割

市場メカニズムに任せていると，市場の失敗が起こることがあるため，政府には政策を立案するなどして市場をうまく働かせる役割が求められる（表5-1）。

③ 経済指標

政府や企業，そして投資家や消費者は，市場がうまく機能しているかを注意深く見守る必要がある。また，政府は「今どのような経済政策が必要か」を適切に判断しなければならない。そのために必要とされるのが**経済指標**である。

*供給過少
　外部経済では，供給者の便益が多くないため，市場に任せると社会的に最適な生産量より少ない量しか供給されないことが多い。

*供給過大
　外部不経済では，供給者に帰属する費用は少ないため，市場に任せると社会的に最適な生産量より過剰に供給されやすい。そのため，政府が供給に比例した課税をするなどの介入が必要となる。

> **コラム　個人の生活におけるフローとストック**
>
> 　フローとストックについて，「AさんとBさんはどちらが金持ちか」という例で考えてみよう。
> 　Aさんは年収1000万円だが，賃貸マンションに住んでおり，車は所持していない。一方，Bさんは年収500万円だが，親から相続した評価5000万円の家に住み，1000万円で購入した車を所有している。この場合，「どれだけ稼いでいるか」というフロー面から見るとAさんが金持ちということになるが，「どのくらい価値のあるものを所有しているか」というストック面からみると，Bさんの方が金持ちということになる。

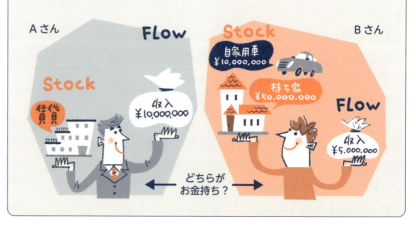

表5-1 **市場の失敗例と代表的な政府の政策**

市場の失敗例	代表的な政府の政策
①公共財	政府が直接供給を行う
②寡占・独占	独占禁止法の制定，公正取引委員会の設置
③情報の非対称性	消費者基本法や製造物責任法（PL法），消費者契約法の制定，消費者庁や消費生活センターの設置，クーリングオフ制度など
④外部経済・外部不経済	外部経済：供給に比例した補助金を出すなど政府による介入を行う 外部不経済：環境基本法の制定，環境省の設置，汚染者負担の原則（PPP），排出規制，排出権取引など

　経済指標とは，経済的豊かさや経済活動の状況を示す統計データであり，大きく**フロー指標**（Flow Index）と**ストック指標**（Stock Index）の2つに分類される。

　フロー指標は「ある期間に**変動した量**」，ストック指標は「ある特定の時点で**蓄積されている量**」を示す指標である。身近な例でいえば，年収はフロー指標，預金残高や人口などはストック指標である。国の場合は，フロー指標を**国民所得**，ストック指標を**国富**とよぶ。フロー指標である国民所得は，国民全体の実質的な所得の合計を表し，国内総生産とともに経済分析によく使用される。

1 フロー指標

　主なフロー指標として**GDP**（国内総生産），**GNP**（国民総生産），**GNI**（国民総所得）がある。

> ### コラム　新しい経済指標
>
> 　近年，市場で取引される財・サービスの付加価値のみを表すGDPは，国民生活の豊かさを反映しているとはいえないのではないか，という議論がなされ，GDPに代わる新たな指標を模索する動きがある。代表的なものが，環境破壊などに配慮し，持続可能な社会の進歩を測定する指標である**NNW**（Net National Welfare，**国民純福祉**）と**グリーンGDP**である。
>
> 　NNWは，GNPに，一般に市場価値として評価されない余暇や家事労働を金銭評価したうえで加え，さらに環境破壊などの損失を差し引いたものである。
>
> 　また，グリーンGDP（環境調整済み国内純生産，Eco Domestic Product；EDP）は，自然環境を資源と考えて，天然資源（原油など）の消費分と環境破壊などの環境劣化分を，費用として国内純生産（NDP）から差し引いたものである。

①GDP（**Gross Domestic Product,** 国内総生産）

GDPは，一定期間に**国内**で生み出された財やサービスの**付加価値**＊の総額であり，「国の経済力」ないし「国の経済活動の活発さ」を表す目安といわれる。国内で新たに生み出された生産物（財・サービス）の価格から中間生産物（原材料費など）の価格を差し引いたものの合計である。

自国民が海外で消費した財・サービスの金額や，自国の企業が国外で生産した財・サービスの付加価値は含まれない。

内閣府が発表した2023（令和5）年の日本の名目GDP＊は約591兆4820億円，IMF（国際通貨基金）の統計では4兆1104億5200万ドルで，アメリカ，中国，ドイツに次ぐ第4位であった。

②GNP（**Gross National Product,** 国民総生産）

GDPが日本国内という「領土」を基準に計上されるのに対して，「国民」を基準に計上されるのがGNP（国民総生産）である。

GNPは次のように算出される。

GNP	＝	GDP	＋	海外からの純所得
				海外からの所得－海外へ出て行く所得

GNPは2000年頃まで長く使われてきた指標であり，高度経済成長のシンボル的存在であった。しかし，グローバル化が進展し，人や物の移動が激しくなったことで，「国民」を基準とした指標であるGNPでは，国の経済活動の実態がとらえにくくなった。そこで，内閣府の主要統計などでもGDPが用いられるようになった。

③GNI（**Gross National Income,** 国民総所得）

GNPは国の経済活動を生産面から表した指標だが，これを所得の側から表した指標が**GNI**（**国民総所得**）である。世界銀行などで使われる統計基準がGNPからGNIに変更されたことに伴い，日本でも導入された。

GNPとGNIは，経済活動を生産面からとらえるか，所得面からとらえるかの違いであり，数値は原則として一致する。国際基準としてGNPに代わりGNIが採用された理由は，「個人の経済的な豊かさ」という観点においては「どれだけ生産したか」よりも「どれだけ所得を得たか」のほうが重要だと考えられるようになったためである。

2 経済成長率

経済成長率とは，「その国の経済規模が一定期間に変化した度合い」をいう。

経済成長率には①**名目経済成長率**と②**実質経済成長率**があり，計算

＊付加価値
新たに生み出された価値をいう。財・サービスを販売した価値から，原料費などを差し引いたもの。

＊名目GDP
実際に取り引きされている価格に基づいて算出したGDP。

（Point）
◉GDPとGNI
日本企業の海外支店で生み出された価値はGDPには含まれないが，GNIには含まれる。一方，日本国内で働く外国人の生み出す価値は，GDPには含まれるが，GNIには含まれない。

（Point）
◉三面等価の原則
GNIの生産，分配，支出の値は等しくなるという原則。

式のGDPに**名目GDP**または**実質GDP**＊を用いて算出される。

$$経済成長率（\%）=\frac{その年のGDP－前年のGDP}{前年のGDP}×100$$

①名目経済成長率

名目GDPを用いた経済成長率を**名目経済成長率**という。名目値はふだん目にする市場価格に基づくものであり，消費者の実感や企業の景況感＊により近い数値となる。

②実質経済成長率

実質経済成長率は，名目経済成長率から物価変動の影響を除いたものである。単に「経済成長率」とされている場合は，一般に実質経済成長率を指す。実質値は，実際に売れた量や作られた量など，「量」をベースに動きを見ることができるため，より「暮らしの豊かさ」の実態に近いといえる。

③ 景気変動

経済活動の動きを**景気**という。景気は長期的にみると，上昇および下降を繰り返す。これを**景気変動**（または**景気循環**）という。

経済分析においては，中長期的な動向をつかむには，技術革新や人口動態と連動する経済成長率，短期的な動向をつかむには景気変動が使われる。両者は互いに影響し合っていると考えられている。

景気変動のとらえ方として，2局面に分割する方法と，4局面に分割する方法がある。

①2局面に分割する方法

景気拡張（拡大）局面と**景気後退局面**の2局面に分ける考え方である。拡張（拡大）局面の最高点を「山」，景気後退局面の最低点を「谷」といい，「谷」から「谷」までを**1循環**と数える（図5-2）。日本政府が発表する景気変動は，この方法が用いられている。

②4局面に分割する方法

景気を**好況**（拡張・拡大），**後退**，**不況**（収縮），**回復**の4局面に分割する考え方である。正常水準から出発し，4局面を経て再び正常水準へと戻るまでを**1循環**と数えることが多い（図5-3）。

④ 物価指数

物価指数とは，財やサービスの総合的な価格水準を表す数値である。代表的なものに**消費者物価指数**（**CPI**）や**生産者物価指数**（**PPI**）がある。

CPI（Consumer Price Index）は，物価変動を買い手である一般

＊実質GDP
　名目GDPから，物価の変動による影響を取り除いたもの。名目GDPをGDPデフレーター（GDP統計で示される価格に関する指数）で調整して算出される。

＊景況感
　企業や消費者などの当事者が，景気の良し悪しについて実際に感じている印象のこと。

（Point）

●古典的景気循環論
景気循環を周期により分類するもので，それぞれ提唱者の名前をとって①キチンの波，②ジュグラーの波，③クズネッツの波，④コンドラチェフの波とよばれている。

	周期	主な要因
①	40か月	在庫変動
②	8〜10年	設備投資
③	20年	建築物の建て替え
④	50年	技術革新

第5章 経済活動

1｜市場経済のしくみ　**95**

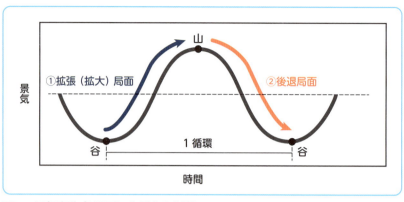

図5-2 景気変動（2局面に分割する方法）

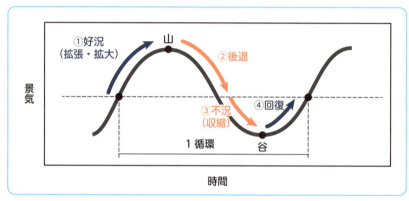

図5-3 景気変動（4局面に分割する方法）

消費者側から測ったもので，消費者がモノやサービスを購入するときの小売価格の動向を表し，インフレ・デフレ*や景気を判断するために重要な指標である。日本においては総務省統計局が毎月発表している。CPIは**ラスパイレス計算式***によって算出される。

一方，**PPI**（Producer Price Index）は，物価変動を生産者側から測ったものであり，生産者が出荷した製品や原材料などの販売価格の変動を表し，インフレ・デフレの判断などに用いられる。

*インフレ・デフレ
　それぞれ「インフレーション」「デフレーション」の略であり，インフレは物価が上がり続けて，通貨の価値が下がり続ける状態，デフレは，物価が下がり続けて，通貨の価値が上がり続ける状態をいう。

*ラスパイレス計算式
　ドイツの経済学者ラスパイレスが，1864年に提案した計算式。ある時点の世帯の消費構造を基準に，同じものを買った場合の費用がどのように変動したかを数値で表したもので，多くの国で用いられている。

2 金融経済のしくみ

① 金融経済とは

　金融経済とは，財やサービスといった「モノ」を介して取引される実体経済とは異なり，「モノ」を介さずお金だけが動く取引をいう。

　世界全体の実体経済と金融経済の割合は，1980年代には1対1だったが，現在では1対4になったといわれている。

1 金融とは

　金融とは，資金に余裕のある経済主体（経済活動を行う主体）から資金に余裕のない経済主体へ**資金を融通するしくみ**をいう。国の経済においては，家計，企業，政府が経済主体である。

　3つの経済主体のうち，資金に常に余裕のあるのが「家計」である。「家計」から資金に余裕のない「企業」「政府」へ資金を融通してもらうことが金融の最大の目的であり，金融はそのためのしくみであるといえる。「企業」や「政府」は融通してもらった資金をもとに新たな設備投資をしたり，道路や橋といったインフラを整備したりして経済を発展させる。

2 金融の循環

　金融の最大の目的は，「家計」から「企業」「政府」へ資金を融通することであるが，「企業」「政府」から「家計」へも資金は融通される。「家計」「企業」「政府」のいずれもが資金の需要者であり供給者にもなる。こうして資金が循環することを**金融の循環**という（図5-4）。

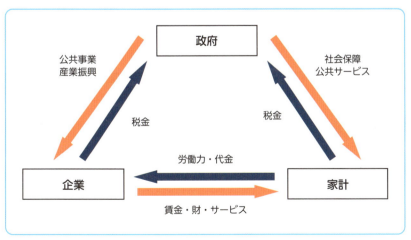

図5-4 金融の循環

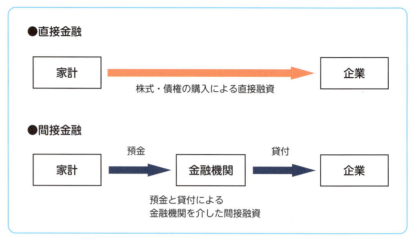

図5-5 直接金融，間接金融

3 直接金融と間接金融

金融は資金の供給者から需要者へと流れ，循環している。この流れには**直接金融**と**間接金融**がある。

直接金融とは，株式や債券＊の発行のように，融資する側から融資を受ける側へ直接資金が流れることをいう。一方，間接金融とは，預金者にあたる融資者が金融機関に預け入れた預金を，金融機関から借り入れることで間接的に融資を受けることをいう（図5-5）。

直接金融と間接金融の違いは，①融資者が融資先を選ぶことができるか，②融資先が破綻した場合に，融資者自らが損失を負担することになるか，の2点である。

直接金融の場合，融資者はどの企業の株や債券を購入するかを決めることができるが，間接金融の場合は，預金者（融資者）が預けた資金をどこに貸し出すかは銀行などの金融機関が決めることであり，預金者（融資者）自身は貸付先を選択できない。

また，融資先が破綻した場合，直接金融の場合は，株や債券の購入者である融資者が損失を被るが，間接金融の場合，貸付金が返済されないことによる損失を被るのは金融機関であり，貸付金の原資となる預金をした者（融資者）が損失を負担することはない。

4 自己資本と他人資本

融資を受ける側から見た資金の流れは，資金調達の方法によって**自己資本**と**他人資本**に分類できる（表5-2）。

自己資本は，内部留保＊や株式発行など，返済の必要のない自己資金である。一方，他人資本は，金融機関などからの借り入れや債券の発行といった返済が必要なものである。他人資本は「**負債**」ともいう。

＊債券
有価証券のことであり，企業が発行する「社債」，国（政府）が発行する「国債」，地方公共団体が発行する「地方債」などがある。購入者（融資者）にとっては通常の預金よりも高い利子を受け取ることができるメリットもあるが，元本返済の遅延などのリスクが生じる場合もある。

＊内部留保
企業内部に蓄積した企業利益であり，会計では「利益余剰金」に当たるものをいう。

表5-2 **金融の分類**

自己資本	内部留保	
	株式発行	直接金融
他人資本（負債）	債券発行	
	金融機関などから借り入れ	間接金融

⑤ 銀行の機能

　近年は，NISA*の登場やスマートフォンによる証券取引の簡便化などにより個人投資家が増えてきたが，それまでは直接金融への手段がかなり限られていたため，日本では長年，間接金融が主流である。また，**メインバンク制度***により，間接金融の主役である金融機関が企業から株や社債を購入することが多く，間接金融中心の金融システムが構築されてきたことも理由としてあげられる。

　金融機関は，いわば日本の金融システムの主役を担っており，その代表が銀行である。銀行の機能は，金融仲介機能，信用創造機能，決済機能の大きく3つである。

①金融仲介機能

　銀行は，預金者から集めた預金の一部を，預金を引き出す人のための支払準備として残したうえで（支払準備金），資金を必要としている家計や企業に利子を取って貸し出す（融資）。このように，銀行は「お金が余っている人」と「お金を必要としている人」とをつなぎ，資金を円滑に循環させる役割を担っている。これを銀行の**金融仲介機能**という。

②信用創造機能

　預金者から集めた預金を融資にまわすという金融仲介機能を，複数の銀行が連鎖的に繰り返すことで，資金の原資となった預金の何倍もの預金通貨が創造される。これを信用創造機能という（図5-6）。

　銀行の信用創造機能により，社会全体の通貨量（**マネーストック**）は増大する。

　図5-6のA銀行には，X社から預かった100万円の預金がある。このうち10%を支払準備金として手元に残し，あとの90万円をY社に融資する。Y社はB銀行に90万円を預金し，B銀行は10%を支払準備金として手元に残し，残りの81万円をZ社に融資する。このように融資を繰り返すことによって，最初100万円だった預金が，全体で「100 + 90 + 81…万円」と増えていくことになる。

＊NISA（Nippon Individual Savings Account）
正式名称は少額投資非課税制度。2014（平成26）年1月にスタートした，株式や投資信託の配当金や分配金，売却益が非課税になる制度。イギリスのISA（Individual Savings Account，個人貯蓄口座）をモデルにした日本版として，NISA（ニーサ）という愛称がつけられた。2018（平成30）年1月につみたてNISA，2024（令和6）年1月からは非課税投資枠拡大などの新制度が開始した。

＊メインバンク制度
企業が取引を行う金融機関を主な1行（主要取引銀行，主力銀行）に定め，融資審査などをとおして経営や情報も含めた密接な関係を築いていく，日本独特の金融慣行をいう。

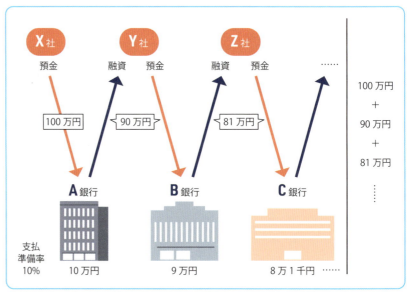

図5-6 **信用創造機能**

③**決済機能**

　銀行の預金口座を利用することで，現金を使わずに支払いができるしくみを決済機能という。たとえば口座振替や振込，小切手などの支払い方法がこれにあたる。現金を直接運ぶ必要がないため労力やリスクが少なく，短時間で資金のやり取りを行うことが可能であり，経済の効率性*を高める役割を果たす。

*経済の効率性
　限られた財や資源を無駄なく配分すること。

*ファンド
　複数の投資家から集めた資金を一つの大きな資金（資産プール）としてまとめたものをいう。株式に投資する株式ファンド，債券に投資する債券ファンドなどがある。

*ファンドマネジャー
　投資信託などの運用を担当する専門家で，投資家から預かった資金を適切に運用し，利益を上げることを目的とする役割を担う。

*信託銀行
　信託財産の保管・管理を担当する。具体的には，投資信託で集めた投資家からの資産を保管し，運用会社が指示する投資活動に基づいて適切に管理する。

> **コラム** **投資信託**
>
> 　NISAの登場により身近になった投資信託は，個別の投資家が一つ一つの銘柄を選んで投資するのではなく，多くの投資家から集めた資金を大きなファンド*として一つにまとめ，運用会社の専門家（ファンドマネジャー*）が投資先を選んで，株式や債券などさまざまな資産に分散投資するしくみをいう。
>
> 　具体的には，まず運用会社が投資信託商品を開発し，販売窓口である銀行や証券会社が販売し，購入した投資家から集められた資金を信託銀行*が管理し，運用会社のファンドマネジャーが運用するというのが主な流れである。

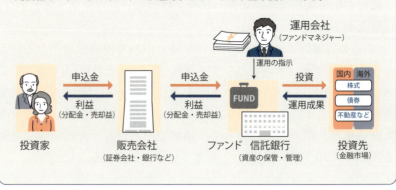

表5-3 **貨幣の機能**

交換機能	財やサービスと交換される，その仲立ち機能
価値尺度機能	財やサービスの価値を測り，その価値を示す機能
支払機能	債権や債務の決済を行うことができる機能
価値貯蔵機能	資産として保存し，貯めておくことができる機能（モノのように劣化しない）

② 貨幣と通貨の役割

1 貨幣の意義・機能

貨幣は，取引する場合に，財やサービスとの交換手段として使用される。貨幣は**交換機能**のほか，**価値尺度機能**，**支払機能**，**価値貯蔵機能**をもつ（表5-3）。貨幣の交換機能，価値尺度機能，支払機能をまとめて「貨幣の3大機能」とよぶ。

2 通貨とは

通貨とは，「流通する貨幣」をいう。貨幣の機能のうち，特に交換から流通へと発展した機能に着目した使われ方をする場合に用いる。

通貨には，**現金通貨**と**預金通貨**がある。現金通貨は，日本銀行が発行する紙幣である**日本銀行券**と，政府が発行する補助貨幣である**硬貨**からなる。一方，預金通貨は**普通預金**と**当座預金**＊からなる。

3 通貨制度

通貨が広く使われるためには，通貨の価値が保証されていることが必要である。

通貨価値の保証ために以前使われていたのが金である。1816年にイギリスで始まった**金本位制**では，各国が保有する金の量と同額の貨幣を発行することができるとされていた。

しかし，金本位制のもとでは金と引き換えでしか貨幣が発行できず，自由な貨幣発行機能が阻害されていた。そして，第一次世界大戦での一時停止を経て，1929年に世界恐慌が起こると，各国は金本位制を離脱し，各国の中央銀行が管理することで通貨価値を保証する**管理通貨制度**に移行した。

管理通貨制度のもとで発行され，通用することが国家によって法的に認められている通貨を**法定通貨**という。

日本の法定通貨には**紙幣**と**硬貨**の2種類がある。紙幣は，法律により法定通貨として無制限に通用することが定められ，一度に使用できる枚数に制限はない（日本銀行法第46条第2項）。

＊普通預金と当座預金　ともに「要求払い預金」である点で共通するが，普通預金は常に引き出しが可能であり，利子がつくのに対し，当座預金は企業などが主に決済に利用するものであり，手形や小切手の支払いに使われ，利子はつかないという違いがある。

第5章　経済活動

2｜金融経済のしくみ **101**

一方，政府（具体的には財務省）が発行する補助貨幣的性格をもつ硬貨については，法律により額面価格の20倍まで＊が法定通貨と認められる。

4 暗号資産（仮想通貨）

近年の金融技術（フィンテック）＊の発達によって発展を続けているのが，ビットコイン＊をはじめとする**暗号資産**（仮想通貨）である。暗号資産は，インターネット上で不特定多数の者との取引に利用することができる特殊な貨幣である。オンラインでの買い物や海外送金などに利用され，銀行などを介さず，世界中で瞬時の直接取引が可能なことから注目を集めている。

しかし，暗号資産は法定通貨と異なり，管理者をもたない。**ブロックチェーン**＊というしくみを用いることで信用を担保しているが，ハッキングのリスクや事業者（取引所や交換所）のセキュリティの問題など，安全面でなお課題がある。

投機的資産としての側面が強く，マネーロンダリング防止などの要請もあり，近年では，暗号資産（仮想通貨）に関する法制度の整備が徐々に行われている。たとえば，2017（平成29）年4月施行の改正資金決済法により，国内で暗号資産と法定通貨との交換サービスを行う暗号資産の事業者は，金融庁への登録が必要となった。

③ 中央銀行と金融政策

多くの金融機関や金融市場により構成され，お金の受け払いや貸し借りが行われるしくみ全体を，**金融システム**とよぶ。中央銀行は，金融システムのなかで，民間の銀行とは異なる役割を果たしている（図5-7）。中央銀行について，特に重要な金融政策を中心にみていく。

＊額面価格の20倍まで
通貨の単位及び貨幣の発行等に関する法律第7条で，「貨幣は，額面価格の20倍までを限り，法貨として通用する」とされ，硬貨を一度に使う際，1種類につき20枚までなら法貨として通用する，すなわち使用できることを意味する。ただし，双方の同意があればそれ以上の使用も認められる。

＊金融技術（フィンテック）
金融（finance）と情報技術（technology）を融合させた造語で，ITを活用した新しい金融サービスの領域をいう。

＊ビットコイン（Bitcoin）
2009（平成21）年にサトシ・ナカモトと名乗る人物（グループ）によって発明されたデジタル通貨。

＊ブロックチェーン
複雑な暗号技術により，主に送金情報などを記録するしくみをいう。ブロックチェーンはその複雑さから改ざんはほぼ不可能とされており，改ざんの難しさが信用を支えている。

(Point)
●**暗号資産と仮想通貨**
両者は呼称が異なるだけで同じものである。以前は「仮想通貨」とよばれていたが，2020（令和2）年5月施行の資金決済法改正により，呼称が暗号資産に改められた。理由は，①仮想「通貨」という呼称が法定「通貨」と混同される可能性があること，②Crypto asset（暗号資産）とよばれるようになっている世界基準に合わせる必要があること，の2つである。

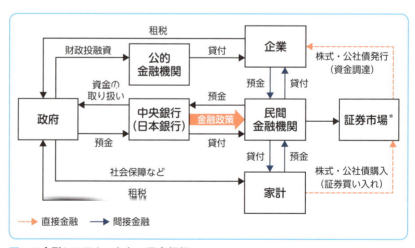

図5-7 金融システムのなかの日本銀行

1 中央銀行の目的

私たちが民間の銀行にお金を預けるのと同じように，国も国民から徴収した税金や国債の発行によって得たお金を預ける必要がある。国のお金を預かる金融機関を**中央銀行**といい，政府から独立している。日本の中央銀行は**日本銀行**である。

中央銀行は，①**銀行券の発行**，②**通貨および金融の調節**，③**金融システムの安定**という大きく3つの目的をもつ。

①銀行券の発行

中央銀行は歴史的に，**発券銀行**として銀行券（紙幣）の独占的発行権を付与されてきた。日本銀行法第1条第1項は，「日本銀行は，我が国の中央銀行として，銀行券を発行する（略）ことを目的とする」と明記しており，これにより日本銀行は中央銀行としての公的性格を確立している。

②通貨および金融の調節

国全体に流通する通貨の量や金利などを調整することにより，物価を安定させる政策を**金融政策**といい，金融政策を行うのが中央銀行である（金融政策については後述）。

日本銀行法第1条第1項には，「日本銀行は，我が国の中央銀行として，（略）通貨および金融の調節を行うことを目的とする」とある。

③金融システムの安定

日本銀行法第1条第2項は，「日本銀行は，（略）銀行その他の金融機関の間で行われる資金決済の円滑の確保を図り，もって信用秩序の維持に資することを目的とする」としている。

日本銀行は，金融機関の破綻（はたん）などが金融機関間の決済に深刻な影響を与えるおそれがある場合には，発券機能を裏付けに「**最後の貸し手**」として資金供給を行い，円滑な資金決済の確保を図る。このように，中央銀行には，**金融システムの安定**を図り，金融危機を回避する目的がある。

2 日本銀行の役割

日本銀行には，①**発券銀行**，②**銀行の銀行**，③**政府の銀行**という3つの役割がある。

①銀行の銀行

民間の金融機関は**準備預金制度**＊により，受け入れている預金総額の一定割合（**法定準備率**）を，日本銀行に無利子で預けなければならないことが法律で定められている。この制度により預けられたお金を**日本銀行当座預金**という。

そして日本銀行は，この**当座預金口座**を通じて，民間金融機関への

＊証券市場
預金者等から金融機関を通じて，もしくは金融機関同士で資金の取引が行われる場を総称して金融市場といい，そのうち株式や証券といった有価証券の発行・売買が行われる取引の場を証券市場という。証券市場においては，業績の優れた企業により多くの資金が集まるため，経済の効率性が高まるといわれている。

＊準備預金制度
金融危機などにより金融機関の資金繰りが悪化した場合に備え，金融機関に対して，日本銀行当座預金口座に預金総額の一定比率（準備率）以上を預け入れることを義務付ける制度。準備預金制度に関する法律で定められている。日本銀行当座預金に預け入れなければならない最低金額を「**法定準備預金額**」，法定準備預金額を超えて預けている当座預金または準備預り金を「**超過準備**」という。準備率は日本銀行政策委員会が金融政策決定会合において設定（もしくは変更・廃止）する。
また，超過準備に付く金利をマイナスにする政策を**マイナス金利政策**とよぶ（p.105）。金融機関は中央銀行に余分なお金を預けると金利を支払わなければならなくなるため，企業への投資や融資などに余剰資金が回され，景気を刺激する効果がある。

第5章 経済活動

2｜金融経済のしくみ **103**

資金の貸出しや預金の預かり，金融機関相互の資金決済サービスを提供する。「銀行の銀行」とは，このように日本銀行が当座預金口座を通じてサービスを提供している面を指す。

②政府の銀行

国庫金の管理＊や国債事務，外国為替事務などの業務を，日本銀行が政府から委託されて行う面を指す。

外国為替事務では，対外的な通貨価値，すなわち為替レート（為替相場）の安定を図るべく，政府の代理として**為替市場への介入**（外国為替の売買）を実行する役割も果たしている。たとえば急激な円安に対し，外国為替市場でドルを売って円を買う「ドル売り・円買い介入」を行い，円安の進行を抑制する。

③ 金融政策

物価や景気の安定のために通貨の供給量を調節することを**金融政策**という。金融政策は中央銀行が行い，日本では日本銀行がその役目を担っている。

金融政策には，大きく分けて①**公定歩合操作**，②**公開市場操作**，③**預金準備率操作**の3つの手段がある（表5-4）。1995（平成7）年頃までは公定歩合操作が行われていた（バブル崩壊以降の公定歩合引き下げ）が，同年に**無担保コールレートオーバーナイト物**＊が公定歩合を下回る水準に誘導されたことを機に，実質的に公開市場操作へ移行していったとされる。

④ 非伝統的金融政策

非伝統的金融政策は，一般的には，「**ゼロ金利政策**」以降になされた金融政策であり，たとえば，より長期の金利などに誘導対象を広げたものをいう（表5-5）。

＊国庫金の管理
税金，社会保険料の預かり，年金や公共事業費用の支払いなど。

＊無担保コールレートオーバーナイト物（無担保コールレート）
日本の金融機関が，1年以下の短期資金のやり取りを行うコール市場において，翌日には返済する取り引きをいう。コール市場に日銀が介入し，大量の資金を供給することで金利（コールレート）を0％近くに誘導する金融政策がゼロ金利政策である。

(Point)

●伝統的金融政策と非伝統的金融政策
公開市場操作を伝統的金融政策（Conventional Monetary Policy）とよび，伝統的金融政策によって政策金利がほぼゼロになった1999（平成11）年以降にさらに行われた金融政策を非伝統的金融政策（Unconventional Monetary Policy）とよぶ。

> **コラム　公開市場操作**
>
> 金利は，基本的に資金の需給関係で決まる。資金の需要量より供給量が少ないと上がり，供給量が多ければ下がる傾向がある。
>
> 日本銀行は「景気が悪い」と判断すると，銀行など金融機関が保有する国債を買い入れる（買いオペレーション）。日本銀行が国債の購入代金を金融機関に支払うことで，金融市場へ流れる資金量が増加する。その結果，金融機関に資金の余裕が生まれ，無担保コールレートが下がる。すると，銀行は低い金利で資金を調達できるようになり，企業への貸し出し金利も下げることができ，景気が刺激される。
>
> 現在の日本の金融緩和と低金利は，日本銀行による巨額の国債買い入れが支えているといわれている。

表5-4 伝統的金融政策

①公定歩合操作	日本銀行が市中銀行に貸出しを行うときの金利（公定歩合）によって景気調整をおこなう手法（金利政策）
②公開市場操作 （オープンマーケットオペレーション*）	日本銀行が金利を決めるのではなく，金融市場の通貨量を調整することで目安となる金利（政策金利）になるように誘導する手法
③預金準備率操作	民間の金融機関が日本銀行に預金の一定割合を支払準備金として預ける割合（準備率）を上下させる手法

表5-5 非伝統的金融政策

非伝統的金利政策	実施時期	内容
ゼロ金利政策	①1999年2月〜 2000年8月 ②2001年2月〜 2006年7月 ③2010年10月〜 2013年4月	・**買いオペレーション**により政策金利を実質0%へ引き下げ
量的金融緩和	2001年3月〜 2006年3月	・操作目標を金利から**日本銀行当座預金残高**に変更 ・買いオペレーションにより貨幣供給量の増加を目指す（量的緩和）
量的質的金融緩和	2013年4月〜	・操作目標を**マネタリーベース***に変更 ・買い入れ対象を追加*（質的緩和） ・買いオペレーションにより貨幣供給量を大幅に増加（量的緩和）
マイナス金利政策	2016年1月〜 2024年3月	・日本銀行当座預金の超過準備の金利をマイナスに ・上記により金融機関から企業への貸し出しを促す

＊オープンマーケットオペレーション（Open market operation）
公開市場操作の英語表記。略して「オペレーション」もしくは「オペ」ともよばれる。日本銀行が市場から国債を買い入れることを「買いオペレーション」もしくは「買いオペ」，市場に国債を売ることを「売りオペレーション」もしくは「売りオペ」という。

＊マネタリーベース
現金通貨と日本銀行当座預金残高の合計をいう。

＊買い入れ対象の追加
長期国債の買い入れ額を増やすとともに，上場投資信託や不動産投資信託なども買い入れ対象に追加された。

第5章 経済活動

コラム　マイナス金利政策の解除

　2024（令和6）年3月，日本銀行は「賃金上昇を伴う2%の物価安定目標*の実現が見通せる状況になった」として，マイナス金利政策の解除を決定した。2016（平成28）年1月以来，実に17年ぶりとなる日本銀行の金融政策転換は，大きなニュースとなった。

　具体的には，日本銀行当座預金の金利を0.1%とすることで，無担保コールレートも「0%→0.1%」へと誘導する。これにより，私たちの生活においては，銀行預金の金利が上がるメリットがある反面，住宅ローンなどの金利の上昇というマイナス面もある。企業にとっても，資金借り入れの際の金利上昇が見込まれる。

＊2%の物価安定目標
消費者物価が前年比上昇率2%程度の経済状態が，景気が順調で企業の業績や賃金も上昇し，「物価の安定した状態」であるとし，日本銀行が目標として掲げた。

2｜金融経済のしくみ　**105**

3 財政と社会資源

ここでは政府の経済活動である財政と，財政支出によって支えられている社会資源について概観する。

❶ 財政

① 財政とは

財政とは，政府の経済活動である。政府は国や国民にとって必要な公共施設や公共サービスを提供するために必要なお金を集め，管理し，支払う。

財政には大きく①**公共財の供給**，②**所得の再配分**，③**経済の安定化**の3つの機能がある。

①公共財の供給

政府は，市場経済に任せておくと供給が不足する道路や公園，公衆衛生といった公共財や公共サービスを供給する。これを財政の資源配分機能ともいう。

②所得の再分配

所得格差の縮小を目指すものであり，たとえば政府は，所得が高くなるにつれて高い税率をかける**累進課税制度***を採用している。そして，集めた税金を生活保護などの社会保障給付に用いる。こうしたしくみにより，所得の再分配が行われている。

③経済の安定化

政府は，**裁量的財政政策**（フィスカルポリシー）*を採用している。たとえば，不況は有効需要（貨幣需要を伴う需要）が少ないことから生じるため，政府は，積極的に公共政策を実施して財政支出を増やしたり，減税を行ったりして有効需要を大きくすることで不況からの脱出を図る。

② 歳入と歳出

財政のうち，一会計年度*における国の収入を**歳入**，支出を**歳出**とよぶ（財政法第2条第4項）。

日本の2024（令和6）年度の歳入および歳出は図5-8のとおりである。

①歳入

2024（令和6）年度の歳入は，当初予算*で約112兆5717億円である。歳入の中心は約62%（69兆6080億円）を占める所得税や法人税，消費税などの**租税**である（p.108参照）。そのほか約32%（35

***累進課税制度**
税率を一律とするのではなく，所得や資産が増えれば増えるほど高い税率が賦課される課税方式。

***裁量的財政政策（フィスカルポリシー）**
政府が有効需要を上下させながら，景気を調整する財政政策。インフレ防止や経済成長など，その時々で目指すものは異なる。

***一会計年度**
4月1日〜3月31日までの期間を「一会計年度」として扱う（財政法第11条）。

***当初予算**
国の1年間の予算として，年度の当初（はじめ）に成立する予算のことで，「本予算」ともいう。実際には年度開始前の3月に内閣が国会に提出し，国会の承認を受けて成立する。

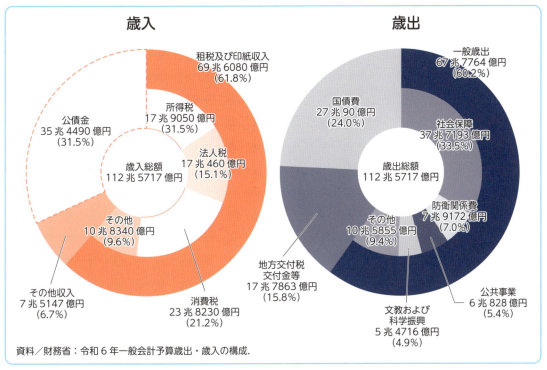

図5-8 国の一般会計歳入額／歳出額

兆4490億円）は**公債金**，すなわち国の借金となっている。

②歳出

　2024（令和6）年度の歳出は，当初予算で約112兆5717億円である。歳出総額から国債費*および地方交付税交付金*等を除いたものを**一般歳出**といい，社会保障関係費，公共事業関係費，文教および科学振興費などで歳出総額の約60％を占めている。

③ 一般会計と特別会計

　歳入・歳出は国の**一般会計**に計上されている。これは，すべての収入と支出を一つの会計にまとめて計上し，管理する**予算単一の原則**（**単一会計主義**）によるものであり，全体の財務状況を一目で把握できるため，年度ごとの国の施策を包括的に監視し，財政の健全性が確保される。

　また，特定の歳入および歳出がある場合には，一般会計とは別に**特別会計**を設けなければならない（財政法第13条第1項）。特別会計は無制限に設置できるのではなく，財政法第13条第2項により特別会計を設置できる場合は次の①〜③に限定されている。
①国が特定の事業を行う場合
②特定の資金を保有してその運用を行う場合

*国債費
　発行されている国債の利払い（利子の支払い）や償還（債券が満期を迎えたときに，その債券と引き換えに投資家から預かっていたお金を返還すること）などに充てられる費用をいう。

*地方交付税交付金
　地方公共団体間の財政格差を縮小し，地方行政の安定的運営を保障するために，国が国税収入から一定割合を地方公共団体に対して支給するものである。全国一律の基準により算定される「普通交付税」と，災害等特別な財政需要にこたえるための「特別交付税」がある。

③そのほか特定の歳入をもって特定の歳出にあて，一般の歳入歳出と区分して経理する必要がある場合

たとえば，国債償還費や社会保障給付費，地方交付税交付金等があり，2024（令和6）年度予算の特別会計の歳出総額＊は436兆円にのぼる。これらの特定の歳出入は，一般会計と分けて管理することにより，特定の事業や資金の運用状況を明確化することが可能となる。なお特別会計は法律に定めなければ設置することができない（財政法第13条第2項）。

＊特別会計の歳出総額
2024（令和6）年度予算の特別会計の歳出で，会計間相互の重複計上額等を除いた「純計額」は207.9兆円となっている。

4 租税

財政は，歳入の中心を占める租税によって営まれるのが原則である。

①租税の分類

租税には様々な種類があり，「徴税主体」や「担税者と納税者が同一かどうか」によって分類されている（表5-6）。

まず徴税主体によって**国税**と**地方税**に分けられる。中央政府が徴税主体のものを国税，地方政府が徴税主体のものを地方税という。さらに国税には，**所得税**，**法人税**，**相続税**などがあり，地方税には，**住民税**や**固定資産税**，**自動車税**などがある。

> **コラム　赤字国債と財政危機**
>
> 　租税で歳出をまかなえない場合は，国債発行により不足分が補われている。国債は国が行う借金である。財政法は，公共事業費を目的とする建設国債を除き，原則的に国債の発行を禁じている（第4条）。しかし，1975（昭和50）年に赤字国債が特例として認められると（特例国債），国債発行額は急速に増加することとなった（図）。日本は外国に比べ国債依存度＊が高く，歳出に占める国債費の割合も高い。予算の多くが国債返済に使われると，柔軟な財政政策ができなくなる（財政の硬直化）ため，財政構造改革が重要な課題となっている。

＊国債依存度
歳入に占める国債の割合をいう。

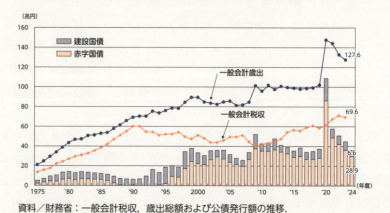

図　国債発行額の推移

表5-6 **租税の種類**

徴税主体		直接税	間接税
国税		所得税，法人税， 相続税，贈与税　など	消費税，酒税，たばこ税， 関税，印紙税　など
地方税	都道府県税	都道府県民税，事業税， 不動産取得税，自動車税　など	地方消費税，ゴルフ場利用税， 都道府県たばこ税　など
	市区町村税	市区町村民税，固定資産税， 軽自動車税，都市計画税　など	市区町村たばこ税，入湯税　など

　また，税金の納入者（納税者）と，実際の負担者（担税者）が一致する税を**直接税**，一致しない税を**間接税**という。**所得税**や**法人税**は，納税者と担税者が一致するため直接税である。一方，たとえば**消費税**は，納税者は販売業者であるが，担税者は消費者であり，納税者と実際の担税者が異なるため間接税になる。

②租税の3原則

　日本の税制は，「**公平・中立・簡素**」の3原則を満たすことが求められている。税制3原則は，戦後の日本の税制改革を目的として，1949（昭和24）年に**シャウプ勧告**によって打ち出されたものといわれる。

　このうち「公平」は，租税公平主義といわれる。租税負担を納税者の担税力に応じて公平に分配することを**垂直的公平**という。また同程度の所得を得ているものは同程度の負担をするべきであることを**水平的公平**という。

　2つの「公平」について，現在の日本の租税制度の達成状況は，表5-7のとおりである。

　一方「中立」は，課税により家計や企業の経済活動を阻害しないようにすることであり，税の負担が大きすぎて国民の生産力や消費，貯

表5-7 **日本の租税制度と2つの「公平」**

	達成度	我が国の租税制度との関係
垂直的公平	△	・所得税は，**累進課税制度**＊により，ある程度所得格差や資産格差が是正されている ・2019（令和元）年に原則10%に引き上げられた消費税は，低所得ほど負担が増し，**逆進性**＊を生じている
水平的公平	△	・額の大きな給与所得控除や，高い課税最低所得など，税制自体は事業所得者よりも給与所得者に有利な設計となっている ・一方，強制的な源泉徴収制度により徴収される給与所得者と，確定申告による自己納税制度によって納税する事業所得者・農業等従事者との間に**所得の捕捉率**＊の差がある

(Point)

◉シャウプ勧告
戦後のGHQによる占領下に，アメリカの経済学者シャウプ（Shaoup, C. S.）を団長とする税制調査団が出した，日本の税制改革についての報告書。その中でシャウプは，「間接税を整理し，直接税中心とすること」「青色申告制度を導入するなどの税務行政改革」などを勧告し，戦後日本の税制に多大なる影響を与えた。

＊累進課税制度（所得税の税率，令和5年4月1日現在法令）

課税所得金額※	税率
1000～194万9000円	5%
195万～329万9000円	10%
330万～694万9000円	20%
695万～899万9000円	23%
900万～1799万9000円	33%
1800万～3999万9000円	40%
4000万円以上	45%

※課税所得金額：収入から必要経費を差し引いた額

＊逆進性
「累進性」の反対語であり，本来とは反対の方向へ進むことをいう。

＊所得の捕捉率
課税対象となる所得のうち，税務署等の課税庁が正確に把握することができている割合をいう。

第5章 経済活動

蓄を下げるのは望ましくない，とする原則である。経済の効率性
（p.100）に近い意味をもつ。

そして「簡素」は，税制のしくみは簡素で納税者が理解しやすいも
のであることが望ましい，とする原則である。

② 社会資源

① 社会資源とは

社会資源とは，日常生活において支援を必要とする人のニーズの充
足や，生活上の問題の解決へと導くために提供される有形無形の資源
をいう。一般には，社会福祉の援助プロセスにおいて用いられる資源
を指し，制度，法律，人材，資金，技術，知識などの総称である。こ
れらは生活困窮者や高齢者，要介護者，障害者，子育て世帯などの支
援に利用される。

①社会資源の分類

社会資源の分類方法には，「資源の種類（人・物・金・情報など）
ごとに分類する方法」や「運営および設置の主体ごとに分類する方
法」などがある。一例として，表5-8に「フォーマルな社会資源」と
「インフォーマルな社会資源」という分類方法を紹介する。

フォーマルな社会資源とは制度化された社会資源を，インフォーマ
ルな社会資源とは，制度化されていない非公式な社会資源を指す。

②看護と社会資源

社会資源のうち，看護と密接に関係する制度や法律，施設の主な例

表5-8 **フォーマルな社会資源とインフォーマルな社会資源**

社会資源の種類	具体的内容
フォーマルな社会資源	国や地方自治体による保健・医療・福祉サービス，地域の団体・組織や民間企業などによる公的サービス
インフォーマルな社会資源	家族，親戚，友人，同僚，知人，近隣，ボランティア，自治会等による情緒的・精神的支援，助言ないし情報提供，物や金銭的援助，介護や家事援助などの道具的手段的支援

表5-9 **看護と関係する社会資源の例**

種類	具体的内容
制度	医療保険制度，介護保険制度など
法律	健康保険法，障害者総合支援法，高齢者の医療の確保に関する法律，老人福祉法，難病法*など
施設	病院・診療所，福祉施設，介護施設，地域包括支援センターなど

＊難病法
正式名称「難病の患者に対する医療等に関する法律」。2015（平成27）年1月施行。

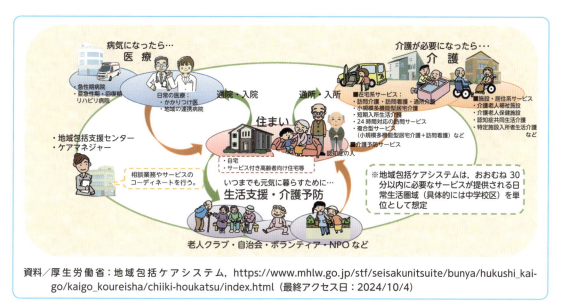

資料／厚生労働省：地域包括ケアシステム，https://www.mhlw.go.jp/stf/seisakunitsuite/bunya/hukushi_kaigo/kaigo_koureisha/chiiki-houkatsu/index.html（最終アクセス日：2024/10/4）

図5-9 地域包括ケアシステムのイメージ

を表5-9にあげる。

　地域包括支援センターは，地域包括ケアシステムの中核的存在である。地域包括ケアシステムは，「2025年問題」の対策として，国が掲げた社会保障制度の抜本的改革のなかで提示されたもので，「高齢者の尊厳の保持と自立生活の支援の目的のもとで，可能な限り住み慣れた地域で，自分らしい暮らしを人生の最期まで続けることができるよう提供される，地域の包括的な支援・サービス体制」をいう（図5-9）。

　地域包括ケアの実現に向け，①住まい，②医療，③介護，④予防，⑤生活支援の5つの要素が，住み慣れた地域＊において一体的に提供されるシステムの構築が進められている。

2 地域の医療提供体制の構築

　地域包括ケアシステムの実現において重要視されているものの一つが，「病院・施設（病院完結型）」から「地域・在宅（地域完結型）」への医療提供体制の質的転換である。住み慣れた地域で安心して生活を続けられるようにするためには，在宅においても安定した医療や介護を継続的に受けられる環境を整備することが求められる。

　その実現のためには，患者が最適な医療を選択できるよう，患者や家族に対する意思決定支援や，医療機関同士が相互に連携を図る地域医療連携（病診連携や病病連携），医療と介護を一体的に提供するための医療・介護連携などが重要となる。限りある社会資源を効率的かつ効果的に活用していくことが望まれる。

Point

● 「2025年問題」
2025（令和7）年にいわゆる団塊の世代（第1次ベビーブーム[1947〜1949年]に生まれた人々）が後期高齢者（75歳）となり，医療・介護需要の急増に伴う需給バランスの崩壊と社会保障費の急増が懸念される問題をいう。

＊住み慣れた地域
中学校区程度の，約30分以内に駆け付けられる日常生活圏域が想定されている。

③ 持続可能な社会資源と財政の関係

　社会資源は，財政，すなわち「国のお財布」の一部である社会保障費により提供・維持されている。医療，福祉，教育，インフラなど国民の生活の質に直結するため，社会資源を安易に削減することは難しい一方，少子高齢化が進むなか，年々増加する社会保障費をいかに抑え込むかが，国の大きな課題となっている。

　限りある財政の枠内で持続可能な社会資源を維持するためには，長期的な視点での財源分配が必要である。具体的には，予防医療や介護支援といった将来の負担軽減に直結する分野へ，社会保障費を分配することなどである。たとえば医療分野では，糖尿病や高血圧などの生活習慣病を生活指導によって減らし，健診により早期発見の機会を提供する。また，運動習慣への啓蒙活動など健康増進への取り組みも，将来的な医療費削減へつながることが期待される。

　介護分野では，地域包括ケアシステムを推進し，在宅介護支援や地域でのケア体制を強化することで，高齢者の自立度を高め，介護施設の利用を抑制する。これにより，介護費用の削減へつながることが期待される。

章 末 問 題

1 「生産」→「【 ❶ 】」→「消費」という一連のつながりを経済という。

2 企業や個人が利潤の追求を目的として「財」や「サービス」を生産し，市場における自由競争のもとで配分する形態の経済を【 ❷ 】という。

3 需要曲線と供給曲線の交点（均衡点）で需要量と供給量が一致し，決定した価格を【 ❸ 】という。

4 市場の価格の自動調整機能がうまく働かない場合を，市場の【 ❹ 】という。

5 経済指標は，大きく【 ❺ 】指標と【 ❻ 】指標の2つに分類される。

6 一定期間にその国内で生み出された財やサービスの付加価値の総額を【 ❼ 】という。

7 景気を好況（拡張・拡大），【 ❽ 】，不況（収縮），【 ❾ 】の4局面に分割する考え方がある。

8 3つの経済主体とは，「企業」「政府」「【 ❿ 】」である。

9 預金者にあたる融資者が金融機関に預け入れた預金を，金融機関から借り入れることで融資を受けることを【 ⓫ 】という。

10 金融機関などからの借り入れや債券の発行といった返済の必要のあるものを【 ⓬ 】という。

11 預金の一部を支払準備金とし，残りを融資することを複数の銀行が連鎖的に行い，原資の何倍もの預金通貨が創造されることを【 ⓭ 】機能という。

12 現金通貨は，日本銀行が発行する【 ⓮ 】と，政府が発行する補助貨幣である【 ⓯ 】からなる。

13 （伝統的）金融政策には，大きく公定歩合操作，【 ⓰ 】，預金準備率操作の3つの手段がある。

14 財政には大きく①公共財の供給，②【 ⓱ 】，③経済の安定化の3つの機能がある。

15 歳入の中心は【 ⓲ 】である。

16 日本の税制は「【 ⓳ 】・中立・簡素」を3原則とする。

17 納税者の担税力に応じて税負担を公平に分配することを【 ⓴ 】という。

▶答えは巻末

第5章 経済活動

113

章末問題 解答

第1章 人間の理解

❶ホモ・サピエンス　❷情動(情緒)　❸自己実現の欲求　❹内発的動機づけ　❺古典的条件づけ　❻オペラント条件づけ　❼宣言的記憶　❽エピソード記憶　❾特性論　❿愛着(アタッチメント)行動　⓫ピアジェ　⓬エリクソン　⓭自我同一性(アイデンティティ)　⓮SOGI

第2章 地球環境問題とSDGs

❶自然の生存権　❷温室効果ガス　❸国連気候変動枠組　❹気候変動枠組条約締約国会議(COP)　❺京都議定書　❻パリ協定　❼MDGs(ミレニアム開発目標)　❽持続可能な開発目標(Sustainable Development Goals；SDGs)　❾ゴール(目標)　❿ターゲット(達成基準)　⓫持続可能な開発目標(SDGs)推進本部　⓬SDGsアクションプラン　⓭すべての人に健康と福祉を　⓮70　⓯半減

第3章 宗教と文化

❶キリスト教　❷イスラーム　❸民族宗教　❹バビロン　❺ヤハウェ　❻選民思想　❼律法(トーラー)　❽イスラエル　❾旧約聖書　❿新約聖書　⓫アウグスティヌス　⓬スコラ哲学　⓭アッラー(Allah)　⓮ムハンマド　⓯聖遷(ヒジュラ)　⓰六信　⓱五行　⓲ウパニシャッド哲学　⓳ヴァルダマーナ(マハーヴィーラ)　⓴ガウタマ＝シッダールタ

第4章 民主主義と法の役割

❶ルソー　❷立憲主義　❸憲法　❹❺(順不同)国民主権, 基本的人権の尊重　❻戦力　❼交戦権　❽政教分離　❾❿(順不同)団体交渉権, 団体行動権　⓫二院制(両院制)　⓬特別会(特別国会)　⓭免責特権　⓮内閣　⓯議院内閣制　⓰三審制　⓱私的自治の原則　⓲相手方選択　⓳典型　⓴契約不適合責任

第5章 経済活動

❶分配　❷市場経済(資本主義経済)　❸均衡価格　❹失敗　❺❻(順不同)フロー, ストック　❼GDP(国内総生産)　❽後退　❾回復　❿家計　⓫間接金融　⓬他人資本(負債)　⓭信用創造　⓮日本銀行券　⓯硬貨　⓰公開市場操作　⓱所得の再配分　⓲租税　⓳公平　⓴垂直的公平

索引

数字・欧文

2025年問題　110
CH₄　31
CO₂　31
COP　32
CPI　95
GDP　94
GNI　94
GNP　94
GX　36
LGBT　23
MDGs　33
MMT理論　90
NISA　99
NNW　93
PPI　95,96
SDGs　34
SDGsアクションプラン　35
SDGs実施指針　35
SOGI　25
UHC　36

和文

あ

アーリア人　52
愛着行動　16
愛着理論　16
アイデンティティ　7,16,19
アウグスティヌス　47
アカウンタビリティ　71
赤字国債　108
アガペー　46
アクセス権　71
アタッチメント行動　16
アタッチメント理論　16
アダム＝スミス　90
アッラー　48
アブラハム　44
アリストテレス　7
暗号資産　102
安息日　45
アンダーマイニング効果　11

い

イエス　46

違憲審査権　80
イスラーム　42,48
イスラエル　46
イスラエル人　45
イスラム教　42,48
一般会計　107
一般歳出　107
意味記憶　13
医療提供体制　111

う

ヴァルダマーナ　54
ヴァルナ制　52
ヴェーダ　52
宇宙船地球号　30
ウパニシャッド哲学　53
ウンマ　50

え

エピソード記憶　13
エリクソン　17
エルサレム　50

お

大きな政府　90
オペラント条件づけ　12
温室効果ガス　31

か

カーボンニュートラル　32
外発的動機づけ　11
外部経済　91
外部不経済　91
ガウタマ＝シッダールタ　55
価格の自動調整機能　90
閣議　78
学習　12
学童期　18
学問の自由　67
過失責任の原則　82
化石燃料　31
寡占　91
仮想通貨　102
加藤尚武　30
貨幣　101
カルテル　91
カルマ　53
カリフ　50
為替市場への介入　104
感覚　8
感覚記憶　13
環境　28

環境アセスメント制度　29
環境影響評価　29
環境権　71
環境問題　28
環境理論　29
環境倫理の3原則　30
感情　8
間接金融　98
間接税　109
完全競争市場　89
カント　20
管理通貨制度　101

き

議院内閣制　76
記憶　12
気候変動枠組条約締約国会議　32
気質類型　14
気分　9
基本的人権の尊重　61,64
基本的信頼　17
基本6感情　9
救世主　46
救世主思想　45
旧約聖書　45
教育を受ける権利　69
供給曲線　89
行政権　76
共通性の確保　22
京都議定書　32
教父　47
居住・移転の自由　67
キリスト　46
キリスト教　42,46
疑惑　18
均衡価格　89
欽定憲法　63
勤勉性　18
金本位制　101
金融　97
金融経済　97
金融システム　102
金融政策　104
金融仲介機能　99
金融の循環　97
勤労の権利　69

く

クーリングオフ制度　85
グリーンGDP　93

グリーントランスフォーメーション　36

クルアーン　49

クレッチマー　14

け

計画経済　88

景気循環　95

景気変動　95

経済指標　92

経済の自由　67

契約　83

契約自由の原則　82

契約の取消し　84

契約の無効　84

契約不適合責任　84

ケインズ　90

解脱　53

決済機能　100

検閲　66

原罪　47

憲法改正国民投票法　22

憲法改正の発議権　73

権利章典　62

権利能力平等の原則　81

権力分立　72

こ

五因子モデル　15

業　53

硬貨　101

公開市場操作　104

公共財　91

公共の福祉　68

公債金　107

硬性憲法　65

公定歩合操作　104

行動　11

功利主義　21

コーラン　49

五戒　54

五行　49

国税　108

国内総生産　94

国富　93

国民主権　60, 63

国民総所得　94

国民総生産　94

国民総福祉　93

国務請求権　70

国務大臣　77

国連環境開発会議　33

国連環境計画　33

国連気候変動枠組条約　32

国連持続可能な開発サミット　33

国連ミレニアムサミット　33

個人情報保護法　70

戸籍の性　24

国会　72

古典的条件づけ　12

孤立　19

コンツェルン　91

さ

罪悪感　18

罪刑法定主義の原則　67

債権者　83

財産権　67

歳出　106

財政　106

最大多数の最大幸福　21

歳入　106

裁判員制度　80

裁判官弾劾裁判所　73, 79

裁判所　78

歳費受領権　75

債務者　83

裁量的財政政策　106

三権分立　72

三審制　79

参政権　69

三位一体　47

し

シェマ　17

ジェンダー　24

自我同一性　19

自我同一性の混乱　19

自我の統合　19

自己　6

自己決定権　71

自己資本　98

自己同一性　7, 16

市場経済　88

市場の失敗　91

市場メカニズム　89

自然権　60

自然中心主義　30

自然の生存権　30

自然保護　28

思想・良心の自由　66

持続可能な開発目標　34

四諦　55

実質経済成長率　95

私的自治の原則　82

ジハード　50

自発性　18

紙幣　101

私法　81

四法印　55

司法権の独立　79

司法制度改革　80

資本主義経済　88

市民革命　60

ジャイナ教　53

社会契約説　60

社会権　68

社会資源　110

社会主義経済　88

社会的動物　7

社会保障費　112

沙門　53

衆議院の優越　72

自由権　66

私有財産制度　81

受益権　70

主観的経験　8

出エジプト　44

需要曲線　89

準委任契約　83

準備預金制度　103

条件づけ　12

情操　9

象徴天皇制　63

情動　9

消費者物価指数　95

職業選択の自由　67

所得の捕捉率　109

所有権絶対の原則　81

自律性　18

知る権利　71

神学　47

人格　14, 20

人格権　71

人格主義　20

信教の自由　66

深層的ダイバーシティ　23

身体の自由　67

神道　57
親密性　19
臣民の権利　63
新約聖書　47
信用創造機能　99
心理社会的危機　17

す
垂直的公平　109
水平的公平　109
スキナー箱　12
スコラ哲学　47
ストック指標　93

せ
性格　14
請願権　70
政教分離の原則　66
生産者物価指数　95
性自認　24, 25
生殖性　19
精神の自由　66
生成AI　22
生成人工知能　22
聖戦　50
生存権　68
性的志向　24, 25
性的少数者　23, 25
性的マイノリティ　23
青年期　19
成年年齢　22
性の3要素　24
性の多様性　23
生物学的性　23
世界宗教　43
セクシュアリティ　23
世代間倫理　30, 31
絶望　19
ゼロ金利政策　104
選挙権年齢　22
宣言的記憶　13
前成人期　19
選民思想　45

そ
躁鬱気質　14
壮年期　19
租税　106, 108
租税の三原則　109
損害賠償責任　82

た
ダーウィン　9
大憲章　61
大乗仏教　57
大日本帝国憲法　63
ダイバーシティ　23
達成動機づけ　12
達成度スコア　35
他人資本　98
多様性　23
短期記憶　13

ち
地域包括ケアシステム　111
小さな政府　90
知覚　8
地球温暖化　31
地球温暖化問題　31
地球環境問題　32
地球サミット　32
地球全体主義　30, 31
地球有限主義　30
地方税　108
中央銀行　103
中枢起源説　10
長期記憶　13
調節　17
直接金融　98
直接税　109

つ
通貨　101
通常国会　74

て
ディアスポラ　46
停滞　19
手続き的記憶　13
典型契約　83
天皇大権　63

と
動因　10
同化　17
動機づけ　9
当座預金　101
投資信託　100
同性パートナーシップ制度　24
道徳法則　20
トーラー主義　44
特性論　15
独占　91

特別会計　107
特別国会　74
特別法　82
トマス=アクィナス　47
トラスト　91
トランスジェンダー　23

な
内閣　76
内閣総理大臣　77, 78
内閣不信任案　73
内的ワーキングモデル　16
内発的動機づけ　11

に
二院制　72
二酸化炭素　31
日本銀行　103
日本銀行券　101
日本国憲法　63
乳児期　17
ニューディール政策　90
二要因説　10
認知　8
認知的発達段階説　17

ね
粘着気質　14

は
パーソナリティ　14
恥　18
八正道　55
発達　16
発達課題　17
バビロン捕囚　45
パブロフの犬　13
ハラール　51
バラモン　52
バラモン教　52
パリ協定　32
パレスチナ　44
万人の万人による闘争　61

ひ
ピアジェ　17
ヒジュラ　48
非宣言的記憶　13
ビッグ・ファイブ・モデル　15
ビットコイン　102
非典型契約　83
非伝統的金融政策　104
表現の自由　66

索引 **117**

表層的ダイバーシティ　23
平等権　68
ヒンドゥー教　42,53

ふ

フィスカルポリシー　106
フィリア　7
不殺生　54
部族宗教　43
不逮捕特権　75
普通預金　101
物価指数　95
仏教　42,55
ブッダ　55
部派仏教　56
プライバシー権　70
フランクル　6
フロー指標　93
ブロックチェーン　102
分裂気質　14

へ

平和主義　65
ベルクソン　6
弁済　83
ベンサム　21

ほ

ホイジンガ　6
法定準備率　103
法定通貨　101
法の支配　61,78
法律の留保　64
ボウルヴィ　16
ボールディング　29
ポツダム宣言　63
ホッブス　60
ホモ・サピエンス　6
ホモ・パティエンス　6
ホモ・ファーベル　6
ホモ・ルーデンス　6
ポリス的動物　7
本会議　74

梵我一如　53

ま

マイナス金利政策　105
マグナ・カルタ　61
マズロー　10
マズローの欲求段階説　10
末梢起源説　10
学び　18
マハーヴィーラ　54
マネーストック　99

み

未来倫理　30
ミレニアム開発目標　33
民主主義　60
民族宗教　43
民定憲法　63
民法　83

む

無過失責任　82
無宗教　43
無償契約　84
ムスリム　49,51
無任所大臣　77
ムハンマド　48
無明　55

め

明治憲法　63
名目経済成長率　95
メインバンク制度　99
メシア思想　45
メタン　31
メッカ　48
メディナ　48
免責特権　75

も

モーセの十戒　44
モチベーション　9
モラトリアム　19

や

ヤハウェ　44

ゆ

友愛　7
誘因　11
有償契約　84
ユダヤ教　42,44
ユニバーサル・ヘルス・カバレッジ　36
ユング　14

よ

幼児期　18
幼児期初期　18
預金準備率操作　104
預言者　48
予算単一の原則　107
欲求　10
ラカン　6

ら

ラスパイレス計算式　96
ラマダン　49

り

リヴァイアサン　61
立憲主義　62
律法主義　44
両院制　72
臨時国会　74
リンネ　6
輪廻　53

る

類型論　14
累進課税制度　106,109
ルソー　60

れ

劣等感　18
労働基本権　69

ろ

老年期　19
六信　49
ロック　60

人間と生活・社会

2024年10月31日　第1版第1刷発行　　　　　　定価（本体1,100円＋税）

編　　集　　メヂカルフレンド社編集部©　　　　　　　　〈検印省略〉

発行者　　亀井　淳

発行所　　株式会社 メヂカルフレンド社

〒102-0073　東京都千代田区九段北3丁目2番4号
麹町郵便局私書箱第48号　電話（03）3264-6611　振替 00100-0-114708
https://www.medical-friend.jp

Printed in Japan　落丁・乱丁本はお取り替え致します。
ブックデザイン／株式会社 志岐デザイン事務所（小山　巧）
編集協力／コンデックス株式会社
DTP・印刷・製本／シナノ書籍印刷株式会社
ISBN978-4-8392-2195-9　C3047
005202-082

● 本書に掲載する著作物の著作権の一切〔複製権・上映権・翻訳権・譲渡権・公衆送信権（送信可能化権を含む）など〕は，すべて株式会社メヂカルフレンド社に帰属します。
● 本書および掲載する著作物の一部あるいは全部を無断で転載したり，インターネットなどへ掲載したりすることは，株式会社メヂカルフレンド社の上記著作権を侵害することになりますので，行わないようお願いいたします。
● また，本書を無断で複製する行為（コピー，スキャン，デジタルデータ化など）および公衆送信する行為（ホームページの掲載やSNSへの投稿など）も，著作権を侵害する行為となります。
● 学校教育上においても，著作権者である弊社の許可なく著作権法第35条（学校その他の教育機関における複製等）で必要と認められる範囲を超えた複製や公衆送信は，著作権法に違反することになりますので，行わないようお願いいたします。
● 複写される場合はそのつど事前に弊社（編集部直通TEL03-3264-6615）の許諾を得てください。

論理的思考の基盤

判型：B5判
頁：192頁
価格：定価1,760円（本体1,600円＋税10%）
ISBN：978-4-8392-2194-2

詳細はこちら
▼

Contents
- 第1章 漢字と語句
- 第2章 文章のきまり
- 第3章 正しい敬語の使い方
- 第4章 文章を読んで理解する
- 第5章 文章を書く
- 第6章 話して伝える・聞く
- 第7章 情報社会

Point 1
日本語の知識や，書く・話す・聞くといったコミュニケーションのスキルなどの学習を通して，論理的思考の基盤を身につけられるテキストです。

Point 2
「紛らわしい語句」や「敬語の使い方」など，社会に出る前にもう一度復習しておきたい知識を学べます。

Point 3
現代社会において必要不可欠なインターネット・SNS等のテーマについても第7章「情報社会」で扱っています。

紙面イメージ